黄帝内经

中里巴人教你活学活用

中里巴人

中里巴人

著 /

江西科学技术出版社

南昌

身心健康 人间值得

坐在桌案前，手写这本《中里巴人教你活学活用黄帝内经》新书的序言。家中的橘猫"大猪"卧在旁边陪伴，时时给我一些灵感。

回想自己五十多年的人生经历，有一大半的时间，都在思考一些虚无缥缈的问题，做着一些徒劳无功的事情。像是个出土文物，不谙世事，喜欢独处、孤寂的生活，并乐此不疲。

一生的信念和追求，就是让自己的身心能够强大起来，消除对老病死的恐惧；让家人和同事邻居、新知故交，因我的努力而获得快乐，舒适、开心地生活。若还有额外的精力和体力，希望能与更多追求健康、心意相通的朋友，分享一些我的养生心得和简单实用的健身方法，为这个我热爱的人世间，增添一分亲情与温暖。

中里巴人

"察颜观色"，
未雨绸缪

打通经络，"决死生"
"处百病""调虚实"

圆满人生："生、长、收、藏"

"各从其欲,皆得所愿":
让五脏强壮

每天看上去都神采奕奕：
好好养神

魂要守舍：
好好睡觉

好好减压

任何运动
都不能疲劳

春夏秋冬的活法：四气调神

"察颜观色"，
未雨绸缪

第一章

身体好不好，一望便知

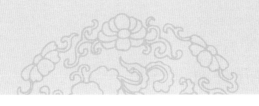

- "望闻问切"中，为什么"望"排在第一位？

- 人的气色一般分为红、黄、青、白、黑，哪种看上去才健康？

- 两眉之间主肺；两眼之间主心（心脏有问题，鼻梁根就会有显示）；鼻梁正中间主肝；鼻头主脾；鼻唇沟主膀胱和生殖系统。

- 一个人总是气愤填膺，心里堵得慌，这是肺有问题。"诸气膹（fèn）郁，皆属于肺。"

- 身体长疮了，起疖子了，还有发痒，这是心火在作怪。"诸痛痒疮，皆属于心。"

1. 健康的五种面部气色

• 健康的红脸气色"如白裹朱"——红中透润

中医看病讲究"望闻问切",为什么"望"排在第一位呢?"望而知之谓之神"——看一下病人的气色,就能知道他有什么问题。

那这个怎么入手呢?怎么才能知道自己身上到底有没有问题呢?其实,《黄帝内经》中说得很清楚,如果你想望出一个人有什么问题,得先知道什么是正常气色。

人的气色一般分为红、黄、青、白、黑五种。虽然人的脸色各种颜色都有,但主要还是分为这五种。

正常的红脸气色应该是"如白裹朱"——拿一块白丝绸裹着红朱砂。朱砂是什么颜色?朱砂是朱红色,又很鲜亮,拿着白丝绸裹上红朱砂,给人的感觉就是红中透润,这是形容人脸色好。当然还有其他说法,比如面似晚霞,红中透润。总之,红中得透润,有光泽了,便是好的气色。

什么是红脸病态的气色呢?就是"如赭"。赭,赭石的色——铁锈色。

• 健康的白脸气色"如鹅羽"——白中透亮

什么是好的白脸气色呢?"如鹅羽"。"鹅羽"就是鹅的羽毛,鹅在湖面游来游去,远远看去,毛色白中透亮。如果脸色是这样,给人的感觉就非常健康,而且高贵。

"不欲如盐"就是说脸色不能像海盐一样白中透灰,这属于病色。

• 健康的青脸气色"如苍璧之泽"——青色的玉石，青中透润

健康青脸的气色是有点儿发绿的颜色——"如苍璧之泽"，"苍璧"就是淡绿色的玉。

"不欲如蓝"的"蓝"大概是一种蓝色的染料被风吹干了的颜色，不润泽。

• 健康的黄脸气色"如罗裹雄黄"——黄而明润

健康的黄脸气色是"如罗裹雄黄"。罗是什么？素罗帕，一块白手绢裹着雄黄（雄黄是一种矿石，橘黄色，非常鲜亮；也是一种中药，据说能辟邪，能驱五毒五虫），呈现出一种润泽感。

"不欲如黄土"说的是面色如土，都土黄色了就没有光泽了，发暗。

• 健康的黑脸气色"如重漆"——黑中透亮

黑脸只要润泽也有好的面色——"如重漆"，比如包公，那就是"好"的黑脸。什么叫"重漆"？你给品质好的实木家具染黑漆，染了一层，觉得不够亮，接着刷了五六次，刷得锃亮，就是"重漆"，这样的黑色就是健康色。

什么是不健康的黑脸气色？"不欲如地苍"。"地苍"指的是地的表面颜色，即暗黑色，上面还有尘土，这就是病色。

如果你知道什么是健康色，什么是病色，一看人们的面色，就能知道他哪儿有问题。

《说唱脸谱》里唱到"蓝脸的窦尔敦盗御马，红脸的关公战长沙，黄脸的典韦，白脸的曹操，黑脸的张飞叫喳喳"，说的就是人的这五种面色。当然现实生活中这么典型的人可能比较少。

一般来说，面色会互相掺杂。

如何看出病态呢？比如，一个人的面色发青黑，主痛，这人有痛证；还有黄赤主热，就是有火了，黄还主湿；还有白色主失血、主寒……

2. 学习《黄帝内经》，
你也能"望而知之谓之神"

可能有人会认为前面这些介绍还是比较笼统，想知道具体细致的内容。比如自己一看脸色就能知道五脏有什么问题，甚至知道胳膊、腿有什么问题。其实，古人早把这些问题想好了，在《灵枢·五色》中，把人的各种病对应在脸上的位置都写出来了。

《灵枢·五色》中说："明堂者，鼻也。"鼻子就叫明堂，我们看一个人的鼻子，就知道他的身体可能会有什么问题。

比如，两眉之间主肺；两眼之间主心；鼻梁正中间主肝；鼻头主脾；鼻唇沟主膀胱和生殖系统……

两眼之间主心：
两眼之间有时会有很深的褶皱横纹，如果突然发黑、发青了，可能心脏有早期不舒服的症状，这是一个端倪，横纹越深，心脏的问题可能就越严重。

鼻头主脾：
鼻头总是赤红，就代表内有脾热。你吃东西不消化，尤其鼻头旁边有时爱长疙瘩，有时有酒糟鼻，这都代表肠胃功能可能有问题。因此需要赶紧清理自己的肠胃，把肠胃清理干净了，鼻子马上就光滑了。

两眉之间主肺：
两眉之间叫上丹田，也叫祖窍，有人经常会说什么印堂发暗啊，其实就是这里晦暗无光。这里颜色发暗，代表肺气不足。

鼻梁正中间主肝：
有的人这里露出青筋，就说明肝可能有瘀血。

实际上，所有的观察都没有一定之规，只是一个提醒。你突然感觉自己与平时不一样了，有变化了，不管是气色的变化还是长了什么东西，都是一个早期的警示。我们通过观察面相，就可以防患于未然，看到一些小的端倪，找到背后的大隐患，做到及早防治。

我们每个人都能通过"察颜观色"，了解身体初步的健康状态。当然，再细致的是医生的事，是高明医生的事。咱们普通人就从主要方面去找。

如果你以后想"望而知之谓之神"，就得通过反复的学习和实践。这就是《黄帝内经》里非常简单有效、切实可用的"察颜观色"法——"诸病于内，必形于外"。《灵枢·本藏》中岐伯也说了这样的话："视其外应，以知其内藏，则知所病矣。"说的都是一回事——通过疾病的外部表现，得知身体内部的问题。

当然，"察颜观色"法只是诸多察病方法中的一个。

3. 有没有病，除了"察颜观色"，还可查"十九条病机"

疾病的外部表现还有很多，比如五脏对应的问题：

"诸风掉眩，皆属于肝。"

"掉眩"就是震颤，感到头晕，好像一切都在旋转。这些症状，皆是肝的问题——肝风内动。

"诸寒收引，皆属于肾。"

"收引"说的是遇见冷风，浑身蜷缩在一起，这就是肾的问题。

"诸气膹郁，皆属于肺。"

一个人总是愤愤不平，愤气填膺，就感觉堵得慌、难受，这可能是肺的问题——肺气不宣。

"诸湿肿满，皆属于脾。"

身体有很多湿气，一按腿部就是一个坑，而且总感觉肚子胀，这可能是脾的问题。

"诸痛痒疮，皆属于心。"

身体长疮、起疖子，还有发痒，这可能是心火在作怪。

……

以上这些内容在《素问·至真要大论》中说得很清楚，其中有十九条病机，这里我只向你介绍了简单的五条病机。你想了解其他内容，可以慢慢学习、多多观察，有兴趣还可以做进一步的研究。

如果遵循《黄帝内经》的理念，每个人都可能实现"望而知之谓之神"。

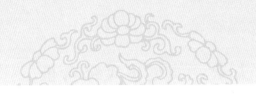

第二章

生病了，先"察颜观色"，再按特效穴

- 凡属于肝的问题，就揉"消气穴"——太冲穴；头晕就揉"内分泌穴"。

- 把寒气赶走，就是在护肾。

- 人总愤愤不平就会伤肺，推膻中穴、玉堂穴、华盖穴就能养肺。

- 健脾除湿用拳头敲打肋骨间的章门穴、推大腿内侧的箕门穴就行了。

- 心火重，身上长疮、长疖子，无名肿痛，揉少海穴能减轻。

1.震颤、头晕、美尼尔氏综合征
——"诸风掉眩，皆属于肝"

前面我简单地讲了望诊，还讲了五脏对应的病机都有什么。下面我讲讲如何用一些简单的方法来消减、调理这些症状。

如何调理震颤、头晕（"诸风掉眩，皆属于肝"）这些症状呢？

咱们可以揉揉肝经上的穴位。顺着大脚趾和二脚趾之间，往脚背的方向找，有一个穴位叫太冲穴，你没事就揉揉这个穴位，能调理肝风内动的症状。

有的人可能觉得只揉这个穴位，心里不踏实，想知道是否还有什么"特效穴"，尤其像头晕、目眩，发作起来都不行了，这个方法可能不大行，那怎么办？

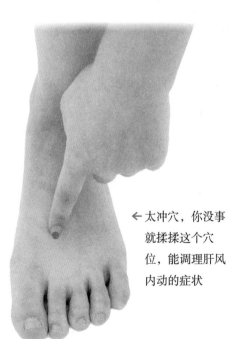

← 太冲穴，你没事就揉揉这个穴位，能调理肝风内动的症状

告诉你一个非常简单的方法。可能眩晕的时候你想揉太冲穴但坐不起来，那就躺着吧——**举起大拇指**（给别人揉的时候，大拇指揉不进去，要用食指，给自己揉是用大拇指），**先放到耳朵里边去，大拇指朝下的那个侧面就正好架在耳蜗上，这时就找到了一个穴位——大拇指侧面架在耳蜗的地方。这是一个重要的、缓解眩晕的穴。**

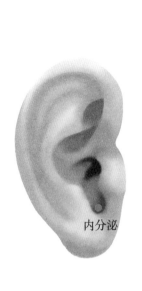

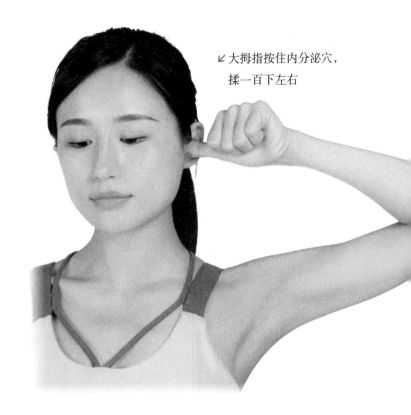

↙大拇指按住内分泌穴，
揉一百下左右

内分泌

你要在网络上一查，它还有个好记的名字"内分泌穴"——你头晕的时候，找到这个穴位，可能没硌揉几下，这个穴位就痛不可摸了。

当你感到很痛的时候，便会发现头晕逐渐缓解了。耳朵越疼，头晕的感觉就越轻，逐渐地你还能坐起来揉两下。当你揉了一百下左右，一两分钟后，就能感觉到眩晕的症状减轻了，这就是这个穴位的妙用。

你一定要记住这个穴位，它是专门调理眩晕症的。还有美尼尔氏综合征，大家觉得这是一个很难调理的毛病，其实也可以尝试揉这个穴位，能缓解症状。

2. 把寒气赶走，就是在护肾
——"诸寒收引，皆属于肾"

什么是"诸寒收引，皆属于肾"？碰见寒冷的东西，身体就"收引"（筋脉挛急，关节屈伸不利，多由寒邪所致）了。这是人的本能，比如说寒风一吹，毛孔就关闭了——毛孔就像人身体里的小窗户一样，寒风吹来，就要把窗户关上。然后我们的身体会蜷缩在一起，手也会不由自主地缩在袖子里，腰也哈起来了。

身体经常"收引"着，会造成血流不畅。其实解决方法很简单，受凉后你回家赶紧泡泡脚，出点儿汗，寒气就往外散了。若同时再喝一碗姜糖水，寒气就从里到外全被祛除了。

把寒气赶走，肾的负担就减轻了，这也是一种养肾、护肾的方法。

3. 人总愤愤不平，就会伤肺
——"诸气膹郁，皆属于肺"

什么是"诸气膹郁，皆属于肺"？人经常愤愤不平，对肺就有很大的损伤。

为什么呢？因为体内的不忿之气主要来源于肝，人如果生气了，肝气往上冲，而肺不能让肝气出来，就会把肝气往下压一压，这是人体的本能——肺属金，肝属木，金克木——肺克制肝，不让它的气（情绪）发出来。

如果一个人总愤愤不平，又没发出来，很多气就被压抑下来了，最终会形成"膹郁"——既郁闷又烦躁，时间一长就会伤肺，因此需要有效的方法来疏理。

怎么疏理呢？刚一膹郁的时候，你就从胸口的膻中穴开始用手掌根上下来回这么揉，从膻中穴往上，分别是玉堂穴、紫宫穴、华盖穴。而且，膻中穴本身就是气之汇穴，你上下这么一推一搓，一会儿就不生气了，还会变得高兴，闷气就散了。

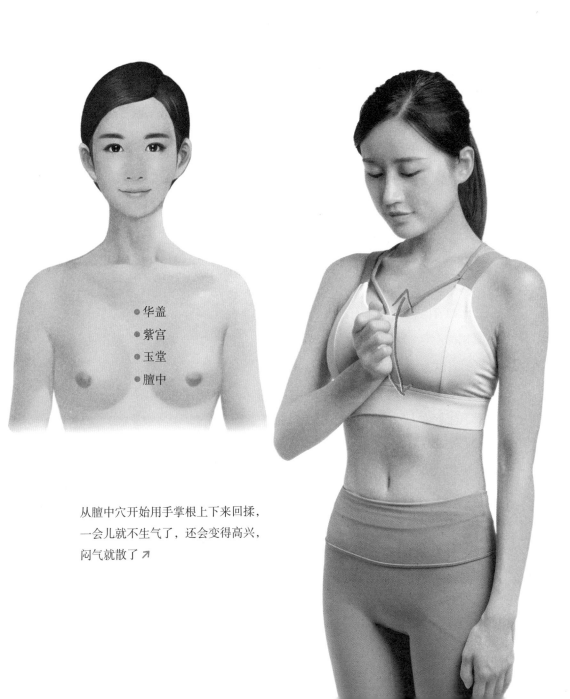

● 华盖

● 紫宫

● 玉堂

● 膻中

从膻中穴开始用手掌根上下来回揉，
一会儿就不生气了，还会变得高兴，
闷气就散了 ↗

4. 身体困、重，小腿肿
——"诸湿肿满，皆属于脾"

什么是"诸湿肿满，皆属于脾"？什么是"诸湿"？意思是身体湿气特别重。有什么症状？就是困、重——觉得身体沉重，头也重，腰也重，在过去有一种形容是像一圈铜钱捆在腰上的感觉，坠得慌。

什么是"肿满"？这腿也肿了，一按一个坑，就跟按在泥上似的，肚子还有点儿胀，感觉满闷。

以上这些都是脾的问题——"诸湿肿满，皆属于脾"。

"诸湿肿满"怎么调理呢？身体里的湿气怎么排出去？**实际上，调理脾有一个大穴——脾的募穴**（脏腑之气输注于胸腹部的腧穴，又称为"腹募穴"），**就是两肋的章门穴。**

拿拳头敲章门穴，是健脾祛湿的有效方法。

另外，大腿内侧有一个叫箕门的穴位，专门调用肝的能量来排除脾的湿气——肝脏的能量特别大。

比如有时你看地上有点儿湿，拿炉灰撒在上面，这叫燥湿，只能去小面积的湿气；对待大面积的湿气，最好刮一股风，才能把湿气吹干。推箕门穴就好像凭空刮的一股风，能把脾的湿气吹干。

除湿用这两个穴调理就行：一个是拿拳头敲肋骨间的章门穴，一个是用手往下推大腿内侧的箕门穴。

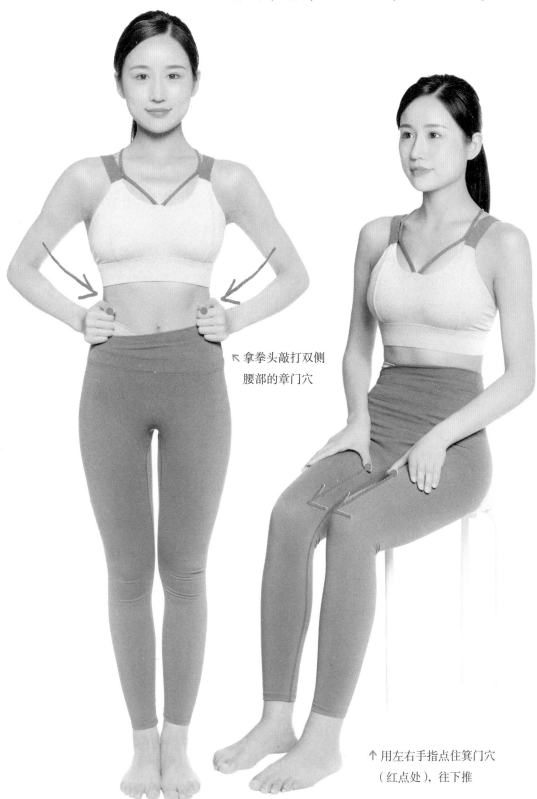

↖ 拿拳头敲打双侧
腰部的章门穴

↑ 用左右手指点住箕门穴
（红点处），往下推

5. 身上长疮，无名肿痛
——"诸痛痒疮，皆属于心"

什么叫"诸痛痒疮，皆属于心"？比如，无名肿痛，身上发痒（有时候会觉得心里都痒痒的），皮肤上长了疮、长了疖子，这些都属于心火的问题。

怎么调呢？当然人体也有相应的穴位。很好找，比如，你屈一下胳膊肘，就会看到小指这侧肘横纹边上的窝，这就是少海穴。当你感到身上肿痛的时候，揉一下少海穴就会发现特别疼，在揉的过程中，随着少海穴疼痛感逐渐加重，身体的疼痛就会减轻。

也可以说是转移了注意力的缘故，其实就是把能量调平和。

以上这五种病机，我就先简单讲这么多，其余病机在今后的学习过程中还需要你慢慢领悟、消化。我算是抛砖引玉，给你讲讲思路，你循着这个思路去找自己身上的要穴，自己找到、学到的才真正属于自己。

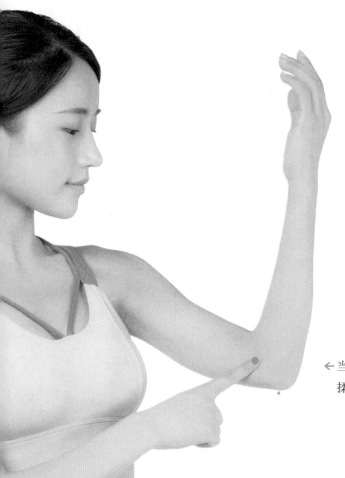

← 当你感到身上肿痛的时候，
揉一下少海穴就会发现特别疼

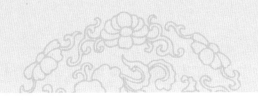

第三章

身体为什么会出现
"酸、麻、胀、痛"？

· 身体有些地方发酸，表示气血不足，怎么办？

· 身体有些地方发麻，表示气血没到此处，怎么办？

· 身体有些地方发胀，表示此处气有余，特别是浊气没出
  去，怎么办？

· 身体有些地方疼痛，表示此处气血不通，怎么办？

1.身体某些地方发酸，说明气血不足

现在我们使用经络、穴位时，好像都有个前提，就是身体出现了症状才会想起它们。

如果身体没有什么症状，我们按摩哪里都觉得差不多，没有什么特别的反应，就不会有什么"欣喜的发现"。

身体经常会出现的症状有哪些呢？就是酸、麻、胀、痛，这些都是各有含义的。当身体发出酸、麻、胀、痛的信号，就是告诉我们身体出现了问题，需要我们帮助它一下。怎么帮助它呢？就是按摩相应的经络、穴位。

我们得明白它要表达的是什么意思。比如你感到**身上某个地方发酸，就是告诉你这里缺血，气血不足**。就像我们饿了，肚子会发出"咕咕"声的信号，我们身体上某处发酸了，就是这个地方"饿"了——缺乏气血了。

怎么补充气血呢？**哪里发酸，就在哪里拔罐——拔罐补血的速度最快**。因为原本这里缺乏气血，拔罐就把相邻地方的血液补充到这里了，所以它的速度是最快的。

当然用其他方法也可以，比如用按摩的"按"——长时间按住不动或者保持一个固定姿势，气血就会慢慢地引过来。比如你感到膝盖酸，那就跪着不动，血液会源源不断地涌入。

2.身体某些地方发麻，说明气血没通过去

有时我们会感觉指尖等神经末梢容易发麻，实际上，**感到麻就是气没通过去，血也没通过去**。要想消除麻的症状，气血必须得过去。因此，

你可以顺着感到麻的点往上寻找，一直找到有感觉的地方（穴位），揉一揉这里就会痛或者酸。继续揉，可以用手往麻的地方慢慢地推过来，只要把气血引过来，马上就不麻了。

麻是气血没有流通的一种表现，但如果长期麻木，就说明气血太少了。"大河无水小河干"，因此就需要从脏腑——"本源"来调节，脏腑的气血足，才能向四肢引流，四肢才能血盛。**要想解决神经末梢麻木的问题，关键在于养足气血。**

3.身体某些地方发胀，说明气有余

身体某些地方发胀说明什么问题呢？**胀就是气有余，尤其是浊气——生一肚子气，气出不去，就会流向四肢，导致腿肚子发胀、手指发胀、甚至头发胀等，这些都是气有余的表现。**

气有余就需要疏解，比如有时你会发现，只要自己运动运动，出点儿汗，气就跟着汗出去了，或者感觉头不舒服，自己敲敲心口窝，打几个嗝，气一散，头也就不痛了。因此，感到胀就要散气。

4.身体某些地方疼痛，说明经络不通

我们来看看"痛"字——疒字框里边一个"甬"，说明经络的通道不通了，**不通就会痛，有堵塞的地方就痛。**

要想让它通，最好用刮痧的方法，在痛点轻轻一刮，把痛的东西"刮出去"就好了。有的人不会刮，那就采取揉的方式，痛的地方肯定有硬结，把它揉散，经络通了就不痛了。

还有人问疼和痛有什么区别。**"疼"字里面是"冬"，因此受了风寒就会疼，疼是外来的风寒，痛是身体里边气血不通。组合起来叫疼痛。**

知道了相应的病因，我们就有了相应的调治方法——如果感到疼，只要祛寒就不疼了；如果感到痛，只要通了就不痛了。

学习经络养生，有没有相应的理论根据呢？这个理论根据就在三本书里。《黄帝内经·素问》主要阐明养生的理论体系；《黄帝内经·灵枢》讲述养生的具体方法；《道德经》从源头上讲述了经络的功能、发起点。每个人都可以随时翻阅，查找相关理论。

其实，这三本书不仅有养生防病的具体理论、方法，还有非常重要的心法要诀。如果你能仔细阅读，并且积极实践，可以说你已经掌握了经络养生的一大半秘密。

在《黄帝内经·素问·举痛论》里，我们知道了防寒在现实生活中到底有多重要——**不注意防寒，就会对身体造成很大伤害，甚至会折寿。**我们平时一定要注意保暖，尤其到了天冷时更要如此。

年轻人可能不太注意保暖，过去有句话叫"小伙子睡凉炕，全凭火力壮"，说的就是小伙子能跟寒冷抗争。但其实没什么抗争的必要，因为老天爷是帮助我们，给我们能量的，你用自己的能量跟老天爷抗争，实际上就是在损耗自身。

受寒是最消耗体内能量的，最消耗的就是肾的能量。而肾又是人的先天之本、人的根，如果你把本和根都用来抵御风寒，就亏大了。

年轻人为了美，可能会美丽"冻"人，穿得少点儿，甚至冬天不穿袜子露出脚踝。但是四五十岁的人，身体相对弱，气血不像以前那么充足，就没必要这样做了，一定要注意保暖。

人体的臀部是寒气最重的地方，也是膀胱经寒气聚集最多的地方。你别小看臀部，受寒后寒气会顺着脊椎侵袭到颈椎、肩膀。

为什么有人跑跑步、出出汗，寒气就从体内出去了呢？因为出汗能把膀胱经中的寒气通过毛孔带出去。但你一定要记住，出汗之后赶紧把身上擦干，注意保暖，这非常重要。

● 受寒后脑后部疼，要搓后脖颈的大椎穴、风府穴、天柱穴

现在，痛症中比较明显的是头痛。

其实，头疼的原因不外乎外因和内因——外因主要是受寒，比如待在空调房里久了，有时打个盹儿，寒气就从脖子进来了，睡醒以后，肩膀、后脖颈、头都疼，这就是被寒气入侵了。这种头疼就是膀胱经受寒导致的。

该怎么办呢？可以从膀胱经开始治——**你把大椎穴、风府穴搓热**（把后脖颈搓热），刚进身体的这点儿风寒就散了。另外，风府穴旁边有个穴位叫天柱穴，**如果天柱穴很硬，你就把它掐软，用手把它搓热，一会儿脖子就舒服多了。**

导致头疼的内因有很多，比如，头顶疼，是肝火盛；用脑过度，觉得有点儿晕晕乎乎的，是肾虚头痛……

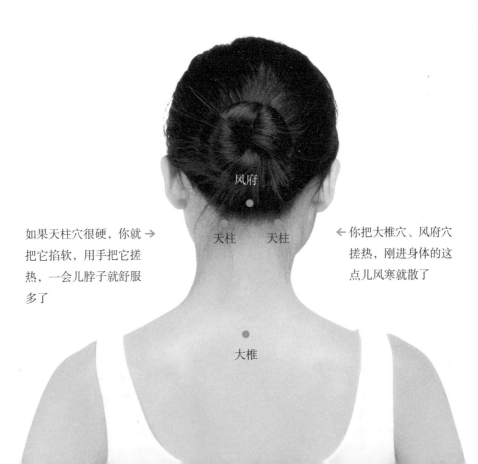

如果天柱穴很硬，你就 → 把它掐软，用手把它搓热，一会儿脖子就舒服多了

← 你把大椎穴、风府穴搓热，刚进身体的这点儿风寒就散了

● 得偏头痛时，请爱你的人用手指肚帮你梳头

现在，患偏头痛的人有很多，有时痛在太阳穴，有时痛在眼眶周围，这可能是胆经和三焦经不通导致的。

有一个很方便、快捷的调理方法，就是梳头。

梳头时，有一个技巧——患偏头痛的时候，不能自己梳头，得找别人帮你梳。这个人不是你平时惧怕的、一看到就紧张的人，而是让你感觉很放松、很亲切，又愿意帮助你的人（或是你的母亲，或是你的爱人，或是你的孩子）。梳头的人要把指甲剪平，用手指肚来梳，而且手不能冰凉，一定要是一双温暖的手。

偏头痛主要是紧张焦虑造成的，一紧张血管就会拘挛，像乱麻一样纠结在一起。你的手是紧张的，梳自己紧张的头，会越梳越紧张，就等于在拽这团乱麻。

换一个亲近的人帮你梳头，效果就完全不一样，你马上会觉得别人帮你梳头的舒缓节奏跟自己紧张焦虑的节奏不同，梳一会儿，心态也平和了，一平和就会马上放松，一放松，头部的血管也会松弛下来。不拘挛、不紧张，头痛很快就会缓解。

当我们信赖的人给自己梳头时，一两分钟之内，疼痛就会减轻，就像风吹云散、风过雪化的感觉。

这是一个非常管用的方法，你偏头痛时不妨一试。

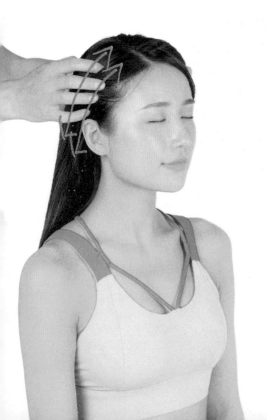

← 偏头痛时，请爱你的
人用手指肚帮你梳头

打通经络，"决死生"
"处百病""调虚实"

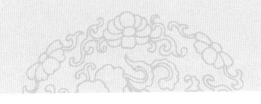

第四章

"一通百通"

- 学习经络养生有什么好处呢？《黄帝内经·灵枢·经脉》中说，"经脉者，所以能决死生，处百病，调虚实，不可不通"。看似短短的一句话，里边的含义却非常丰富。

- 第一点"决死生"，就是决定你的命，决定你的运；第二点"处百病"，处就是处理、调治各种各样的病；第三点"调虚实"，就是掌控自己的各种情绪。

- 什么叫"以痛为腧"？

- 为什么说穴位都是我们身上的小精灵？

1.打通经络为什么能"决死生"？

《黄帝内经·灵枢·经别》里有一句话是专门说"决死生"的："夫十二经脉者，人之所以生，病之所以成，人之所以治，病之所以起。学之所始，工之所止也。"

"人之所以生"，得靠能量，是经络给人能量，人生存靠的是经络的动力。

"病之所以成"，病为什么生成了？因为经络不通了。

"人之所以治"，为什么人能治愈自己，可以养生，可以自强不息？是因为经络通天，可以接收老天的能量来帮助自己，它的能量是源源不绝的。

"病之所以起"，起就是起色，就是好了。病之所以能好，都是因为把经络打通了。

"学之所始，工之所止"，甭管治病还是养生，从经络开始学，学到最后，把经络打通了，病就止住了。失去经络就没有本了，经络就是人的命。

《黄帝内经》告诉我们，生命是由经络决定的，经络就是老天赋予你的本来就有的东西。你把握了经络，就把握了命运。什么叫把握经络？知道它怎么治，知道它怎么通，知道怎么防止它不通，这就是"决死生"，因为经络总堵住就死了，总通着就生了。

为什么经络有能量？没法问为什么，无所来无所去，这不是咱们当下能知道的。就像有人问，为什么山楂能消食？因为它有什么什么酸。为什么酸就能消食？因为酸能够消化。为什么消化就能消食？它有酶。

说酶能消食和说酸能消食，其实是一样的，只是换个名而已。他说酸能消食，你说酸里面的酶能消食，我说山楂能消食，没什么区别，都一样，都是平行的。只是一个说得大点儿，一个说得小点儿。

2.打通经络为什么能"处百病"？

打通经络为什么能"处百病"？主要原因是人体的经络上有三百六十五个穴位，每个穴位都能调理身体上的病，等于它就是一个治病的百宝箱。

当我们掌握了经络穴位，就知道每个病都可以通过相应的经络来治疗，甚至身体哪里不舒服，都有相应的穴位一一对应，比如说肚子疼有足三里穴来对应，牙疼有合谷穴来对应，等等。穴位是可以随身携带的药方，与疾病是一一对应的关系，因此它可以"处百病"。

3.打通经络为什么能"调虚实"（调性情）？

经络养生的第三大作用是"调虚实"。"调虚实"对我们每个人来讲尤为重要。

"调虚实"调的是什么？调的是我们的性情。有人觉得自己的性格容易冲动、急躁，有没有什么办法变得心平气和一点儿？有的人说我胆小，整天惴惴不安，能不能增加点儿勇气？有人说自己嫉妒心强，也不喜欢嫉妒别人，但莫名就嫉妒了，等等。其实，这些都是可以通过经络来调整的。

这些根据是从哪来的呢？都是从《黄帝内经》中来的。《黄帝内经》里讲了如何调虚实。里面说有五种不同性格的人，是由五种体质造成的。第一种叫太阴之人，第二种叫少阴之人，第三种叫太阳之人，第四种叫少阳之人，第五种就是比较平和的叫阴阳和平之人。

•"太阴之人"：什么事都是后而动知，只进而不出

"太阴之人"通常表现出什么样子？有阴无阳，这样的人城府都比较深，有什么事都埋在心里，全知道，但是不轻易表达意见。这样的人也不追求时髦，什么事都是后而动知。大家都做完了事，他看没什么危险了再做。这样的人只进而不出。什么意思？就是比较贪。所有东西给我行，要我拿出来，就不情愿了。这类人表面上还是很有礼貌、谦下，但是不会跟你交心。

•"少阴之人"：贪小利而疑心重

"少阴之人"的缺点也是比较明显的。什么缺点？就是贪小利而疑心重。喜欢占小便宜，总怀疑别人要伤害自己，对自己不利；看到别人有荣誉了，反而生气；看到别人丢了东西，反而高兴；嫉妒心还特别强。

•"太阳之人"：做什么事都有一种优越感，好大喜功

"太阳之人"，有阳而无阴。最明显的表现就是做什么事都有一种优越感，觉得自己比谁都强，好大喜功，夸夸其谈；做什么事都不过脑子，即使做错了也不后悔。

•"少阳之人"：好外而恶内

"少阳之人"，有个小官职就洋洋自得了；当个芝麻官，就谁都看不上了。好外而恶内——喜欢拉关系，爱好社交，但是对亲人比较冷酷。

这些就是人骨子里的一些劣根性。但这些劣根性很多时候是自己的身体状态决定的，没有一个人想当坏人，可是某种体质就催生出这种劣根性，所以需要"调虚实"，把性情调到一个正常状态。

• "阴阳和平之人"：坦然自若，没有惧怕；与人为善

从某些方面来讲，你通过调经络把品格改变了，可以达到什么状态呢？"婉然从物"——对待什么事都很柔和；"尊则谦谦"——人家都很尊重你，但自己还很平和，对人都很客气；与人不争，还常常给别人东西；还能"谭而不治"——总提出建设性的意见，一言以兴邦，但是又不强迫别人按照自己的意见去办。

总的状态就是"无为惧惧，无为欣欣"——对什么事都坦然自若，没有什么惧怕；也不至于特别欣喜若狂，总是与人为善。

这人啊，千人千面，有很多状态。按什么来分呢？金木水火土，意思是说人可以分成五行之人，有木行人、金行人、火行人、土行人、水行人。在每一行中又分成五种不同的状态，结果就形成了二十五种性格的人。

但不管是哪一种人，你都可以通过经络把性情调顺了。你可以参考《黄帝内经·灵枢·阴阳二十五人》，里边讲了"阴阳二十五人"的各种状态，可以学习参考，把自己各种不平衡的状态调节平衡，让自己逐步完善，最后成为贤人，成为正人君子。

通过调经络就可以把自己的情绪甚至是品格调整好，这就叫"调虚实"。情绪决定命运，当你把"虚实"调顺了，就会有好命好运。

4. 身体哪里不舒服，经络穴位就会向你报警

经络养生非常容易学，三岁小孩都能学会，八十岁老人也能掌握，大字不识的人也可以掌握。为什么？因为经络就在你的身上。

十二条经络，三百六十五个穴位，就像在你身上结了一张大网，当一只小虫飞到了网上，身体知道了，就会向你报警。

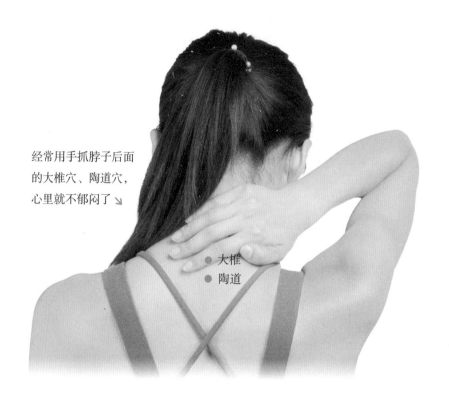

经常用手抓脖子后面
的大椎穴、陶道穴,
心里就不郁闷了 ↘

● 大椎
● 陶道

比如你感到脖子后面痒痒了,用手一抓,正好就抓到大椎穴穴位上。有时我们大椎穴下边痒得比较厉害,抓完了以后心里还挺高兴,这个穴位就是一个让人高兴的穴位——陶道穴("陶"就是乐陶陶,"道"就是通道,陶道穴就是通向快乐的通道)。

5.穴位怎么按才有效——"气至而有效", 酸麻胀痛是信号

中医书里经常说"以痛为腧",意思是哪儿痛就揉哪个地方的穴位,这是一个笼统的概念。实际上,有痛感不仅是告诉你痛,还告诉你有感觉,感觉可以分为酸、麻、胀、痛。因此,以痛为腧,可以延展为以酸、麻、胀、痛为腧。如是,你揉的思路就更广阔了,也更方便。

那怎么产生效果呢？一方面，当你把这些症状消除，就产生了效果；另一方面，有时我们揉的穴位不见得是酸、麻、胀、痛的地方，也许会远端取穴，也能调治这些病痛。

怎么算有效呢？《黄帝内经》中早就说过，"气至而有效"。什么叫"气至"呢？就是你揉的地方必须有反应，即穴位本身有酸、胀、麻、痛的感觉。一定要经常去按、经常去感觉，找到了一个穴位的感觉，就找到了所有穴位的感觉。

《黄帝内经》说，"知其要者，一言而终"——只要知道经络的心法要诀，你就全会了，就是这么简单。

心法要诀就是"气至而有效"。气到穴位这里了，按揉穴位就有效；气没到穴位这里，一点儿效果都没有。这就是"不知其要，流散无穷"——你要是不知道它的要领，即使学了十年八年，也没法真正掌握。

知道"气至而有效"这个心法要诀后，怎么实现呢？

你可以举一反三，触类旁通，但一定要记住这句话——气不至而无效。揉了半天没有感觉，这个穴位的作用再厉害，也对你没有效。一定要牢记这一点，这是最关键的。

有些朋友经常肚子疼，揉足三里（沿着膝盖下方拳头大小的侧面位置敲一敲，感到最酸的地方就是足三里），总是没有痛的感觉，也就没有效果，心里可能就会产生"我还揉不揉"的疑问。

一定要揉到足三里有酸痛的感觉，肚子才能好。如果按揉足三里总是没有感觉，就要顺着胃经这条经络向上找，看看到底哪里堵塞了，把上游堵塞的地方疏通，把血引过来，足三里最终就会有感觉。

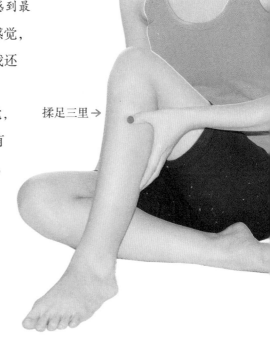

揉足三里→

一旦它有了感觉，才能跟肚子里的病灶接通，进而对病灶进行修复。因此，我们要把穴位按通。但按不通的地方也不要死按，一定要找到相应的这条经络，并且疏通它，穴位自然也就通畅了。

按揉足三里时，只要你感觉疼了，感觉酸胀了，这就叫"气至"；当肚子疼的感觉突然消失，这就叫"而有效"。《黄帝内经》的形容是"效之信"——风吹云散。只要你的穴位有酸、胀、麻、痛的感觉，就等于气到了——"气至"，气一到病就散了——"而有效"。

为什么有时按揉半天都没效？就是因为揉的地方不对，气没过去，因此一定要记住"气至而有效"。

要学好经络养生，还要看我们能不能坚持下来。如何坚持呢？孔子说："知之者不如好之者，好之者不如乐之者。"对于经络的学习，不仅要觉得好玩，能用得上，还要乐学，这样就能坚持并取得成效。

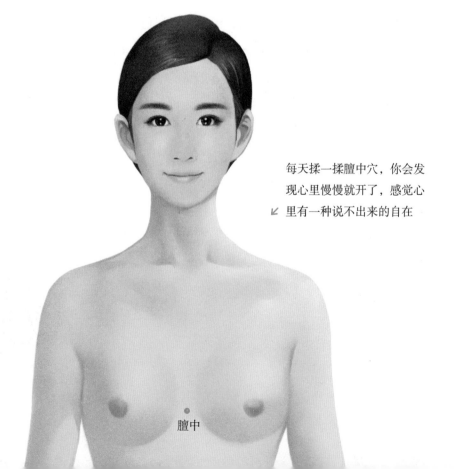

每天揉一揉膻中穴，你会发现心里慢慢就开了，感觉心里有一种说不出来的自在

膻中

可以先从"开心穴"——膻中穴，也就是胸口窝开始实践，每天揉一揉这里，你会发现心里慢慢就开了，感觉心里有一种说不出来的自在……

很多去做足底按摩的人，经常会有这样的情况，就是按足底反射区的时候，比如心脏反射区没感觉，可是他到医院检查后，医生说他心脏有问题。到底是反射区有问题，还是心脏有问题呢？实际上，这是告诉你连接反射区和心脏的线断了，我们要先疏通这条线上的经络，再按足底反射区才会真正起效。

有一个穴位非常宝贵，这个穴位每个人都会用到，就是"阿是穴"。哪里不舒服就按哪里，一按，有的时候会觉得痛，有的时候会觉得舒服。为什么叫"阿是穴"呢？因为一按人就会"啊"地叫一声，就是这个穴位，很容易找。

实际上，穴位都是我们身上的小精灵，是我们的朋友，不要惧怕它们。我们需要经常把它们唤醒，让它们警醒着，我们的身体就舒服了。如果它们总是处在打瞌睡、麻木的状态，我们的身体就会百病丛生。

6. 古人起穴名，包罗万象

有一个穴位在脚上，叫商丘穴，属于脾经上的穴位。我对这个穴位的感触很深。我去过河南商丘，就好奇这个地名和同名穴位到底有没有什么关系，后来发现，这个穴位的寓意很深。

商丘穴的"商"字音在五行里代表肺，它跟肺相通，是调理肺的；"丘"是土丘，跟土有关，土在五行里属脾，跟脾相通，因此，商丘穴既通脾又通肺。脾和肺是什么关系呢？土能生金，这个穴位既能养土（脾）又能养金（肺）。

河南商丘是丘陵地带，盛产粮食，是豫东粮仓，也有矿藏，有点儿

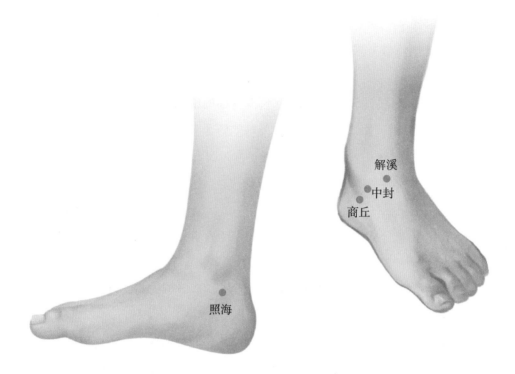

土生金的意思，交通四通八达，通四省之门户。而商丘穴在脚上，是脾经、肝经、胃经、肾经四条经络的交汇点——旁边通肝经的中封穴，往上通胃经的解溪穴，往下通肾经的照海穴。一个穴位管四条经。

有时我们会发现，古人起名真不是随便起的，区区两个字，包含的内容非常丰富。

如果我们通过学习经络，能产生广泛的联想，我们的精神境界就会提升，人生选择就可以更多样，这是人的一种多维的思考方式。学会这种思考方式，再解决生活中遇到的问题，就可以有更多的选择。

这就是经络养生给我们带来的治疗疾病、调理身心、打开眼界的一些好处，当然还会有意外惊喜，这就需要每位朋友慢慢去寻找、悟化了。

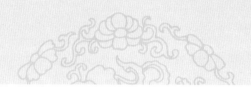

第五章

生气伤人不见血："百病生于气"

- 怒最伤人的心态。因为怒让人失去理性，做出蠢事。

- 大喜会导致人身体的气耗散，令人无力，精神也不能集中。

- 人如果特别伤心、悲痛，五脏振奋的能量就少了，容易气郁，老得快。

- 受惊后害怕，气就往下走，大小便失禁。

- 当寒进入身体以后，寒凝血滞，血液就容易形成瘀血，产生疼痛。

- 正常的出汗比较好，可以排寒。但如果出大汗，就伤了心血。

- 现在很多人的心都不平和，总处于紧张、恐惧、焦虑中，所以经常会气乱。

- "劳"是要输出能量的。如果你的能量不足，或者干不愿干的事，气就耗了。

- 你总想不开，气就结住了。气结伤脾，一结住就会导致痰生、血瘀。

黄帝说："余知百病生于气也。"——我知道所有的病都是由气产生的。这个气包括内气和外气，内气是喜、怒、忧、思、悲、恐、惊；外气也叫六淫，就是风、寒、暑、湿、燥、火。内气（情绪）不平和，加上外气的侵入，就可能让人生病。

在《黄帝内经》里，黄帝总结了九种气会造成人生病。是哪九气呢？

1. "怒则气上"

怒是如何伤人的？其实，怒最伤人的心态。因为怒让人失去理性，会做出蠢事，这是最伤人的。

我们看"怒"字，上面是一个"奴"，下面是"主"（中医认为，心为主）。"怒"可以看作是奴欺主，压着主人，妄为。人一妄为，气息就乱了，就会做出很多有悖常理的事。怒最主要的是伤人的情志、心态，让人心无所主，心无所主气血就乱了，不归经了。

"怒则气上"，气就奔头上来了，导致头又疼又胀；有的人会鼻子出血；有的人气性太大，甚至有可能跟周瑜似的吐血。这种状态是人不能自控的。

《道德经》里也说了，"善战者不怒"，打仗的时候你不能怒，怒就掉进陷阱了。

发怒时，应该有度。什么叫有度？凡是能被心把控的就叫有度，凡是心不能自控的就是无度。无度就伤人，有度则对人有好处。

2."喜则气缓"

有人说喜不伤人，其实，喜也很伤人。中医认为，"喜则气缓"，是说大喜会导致人身体的气耗散不能收回，令人无力，精神也不能集中。就像生活中一个人总是嬉笑，有人就会说，别总是嘻嘻哈哈的，精神不集中。

长期、过度地"喜"，心脏就会无力，什么事都干不了。因此，喜看似很好，但过度了就会出问题。

患阿尔茨海默病的人都是呵呵乐，见谁都乐，其实是他的心不受控了，喜也不受控了。中医认为，"心主喜"，喜和心是一体的。能守得住，喜就是喜悦；守不住，就会气缓，身体无力，精神耗散。

过喜了，或者憋住了，哭一场就好了。另外，拿东西让你冷静冷静，什么叫泼一盆冷水？你过喜了，嘻嘻哈哈的，冷水一泼，气马上就收回来了。水克火，什么是火？心是火。心主喜，肾主水，水是主恐的，给你泼一盆冷水，你就没那么高兴了。

总之，情绪之间也是相生相克的。

3."悲则气消"

什么是"悲则气消"？就是人如果特别伤心、悲痛，气就比较消沉，提不起精神。碰见什么事就会情绪低落，总觉得委屈，负能量比较多，看什么都只看到灰暗的地方，对什么事都没有上进心，也不知道打扮自己，有些人甚至连脸都不洗了……

总之，人一伤"悲"，五脏振奋的能量少了，气血就停滞了，气郁了，最终就容易衰老。

气消，是生病的原因，但也是祛病的方法。

气消完全不好吗？不是。比如有人说消消气，怎么消？"悲则气消"，哭一场就消了。不是说一笑解千愁吗？现在没有让我笑的事，一脑门子烦事，都是委屈，苦恼人的笑，那是扭曲。这时一哭解千愁。为什么？因为一哭郁结之气就消了。

"气消"无所谓好和不好，完全是人生理功能的一种自然调节。你能把控它，让它适度就是好的、有益的；不适度，任意忘形就是坏的。

4."恐则气下"

什么是"恐则气下"？受惊后害怕，气就往下走，大小便失禁。另外，下垂症都跟恐有关。比如胃下垂，肛门脱出来了……

"恐则气下"如何调理呢？培土！为什么一个人总腹泻，中医要让他吃点参苓、白术，吃一点补中益气丸？健健脾，以增强脾胃运化功能。

另外，人在惊恐后，要补一补肾。"虚则补其母，实则泻其子。"比如说肾气（子）虚，气是往下的，就要补养肺气（母），肺气足了，气就提上来了。

实际上，补中益气丸既补脾，也补肺。它里面有大量黄芪，黄芪是补肺的药，对气有提升作用。虽是补肺健脾，但实际也益肾。

5."寒则气收"

身体遇见寒了，气就会收回来，因为"寒性收引"。

什么是"寒则气收"？你看寒气一来，人就蜷缩在一起，或者起鸡皮疙瘩。鸡皮疙瘩是什么？毛孔闭住了；毛孔是身体的小窗户，外边一寒冷，人体就会本能地把"窗户"赶紧关上。这不是坏事，如果受寒后你不起鸡皮疙瘩，就可能会感冒了。

当寒进入身体以后，寒凝血滞，血液一受寒流速就慢了，容易形成瘀血，就会产生疼痛。疼痛的"疼"字怎么写？病字旁加一个冬天的冬，就是碰见冬天寒冷的气，血凝住就疼了，身体就发紧。

这个时候一热敷，一放松，泡个热水澡，身体马上就不发紧了，这就叫"寒者热之"。

6."炅（热）则气泄"

"炅"是热的意思，"炅则气泄"是说人受热出汗后，气就会往外散。有人说，出汗不挺好吗？的确，正常出汗是比较好的，可以把寒气排出去。但如果出大汗，就伤了心血（"汗为心之液"）。

其实，出汗有好也有坏，它既是病也是养。比如说我热了，自然毛孔就会打开发汗，把热气散一散。而寒气进来，身体要把寒气排出去，也得发汗。有时候你会出一些冷汗，就是外边寒气进来，身体要用热来驱赶。两者相争，出的就是冷汗。

一个人刚吃点儿饭就冒大汗，把体内的能量散发了，这时候出汗就不正常；还有人跑步时故意想出点汗，想要把身体内积藏的寒气发出去，这时候出汗就是好事。

凡是过度的，你不能把控的，就是伤你的；不过度的，你能把控的、适度的，就是养你的。

7."惊则气乱"

现在很多人的心都不平和，总处于紧张、恐惧、焦虑中，因此经常会气乱。什么是"惊则气乱"？惊是你没防备，突如其来的一件事把你惊着了，惊喜、惊慌……

"惊"的本义是马不受控制，突然跑起来了，你不知道怎么回事。

突发的事你没准备，这时候你也不知道带来的到底是恐、是喜还是悲。可能是喜，可能是慌，也可能是悲。比如说这件事给你带来的是惊喜，那件事给你带来的是惊恐，有时候一惊，出一身冷汗……

"乱"是什么意思？就是你自己没防备，不知道自己受惊后会出现什么样的情绪，因此不好说到底是"惊则气上"还是"惊则气下""气消气缓"什么的，结果就是气乱。

"惊"主要伤人的什么呢？

主要伤心。因为人受惊后心先乱，紧接着也会伤及其他脏腑……

"惊"和"恐"有什么区别呢？惊是外来的、突发的、短暂的，来得快，消失得也快，吓一下就过去了。恐可不是，恐是内生的，是一件事想起来就害怕，在这待着就害怕。

有这种体质，碰见什么事你都会恐，就跟神经过敏一样。一听见声音就害怕，碰见光线太亮也害怕……

8. "劳则气耗"

什么是气耗？就是你过于劳累，耗的气太多了。

《黄帝内经》说，"形劳而不倦"，你喜欢干的事不觉得"劳"，反而干完之后，还觉得身体很舒服。

"劳"本身是要输出能量的。如果你没那么多能量，或者是干不愿干的事，就会把自己的气耗了。

总之，"劳"跟心情有关系。心情好的时候，不但不耗气，还给你增加力量，爱干的事力量双倍；不爱干的事，干一点都觉得累，这就是"劳则气耗"。

9. "思则气结"

什么是"思则气结"？你总想这个事，想不开，气就结住了。气结伤脾，一结住了就会导致痰生、血瘀，就不想吃东西，也不想动了。

人要是气结住了，什么事都不想干了。也不是没能量，本来自己有能量，但能量被这件事拘束住了，就钻牛角尖出不来了。

五脏各有所主，在中医里，脾就好思、主思。

思和忧虑有什么区别？虑的是大的事；思的是小的事。

以上这些就是造成疾病的绝大部分原因——"百病生于气（情绪）"。

百病生于气，百病也可以治于气。你从哪儿生的气？就从哪儿去治，这叫溯本寻源。

10. 五脏的火调顺了，人的情绪就平和了

身体上火，人就会产生各种情绪和不满：

肝火重，人会怒；

心火重；人会莫名烦；

脾火重，人的怨气大；

肺火重，人总显得愤愤不平；

肾火重，人总是恼恨、懊恼；

胆火大，人则颠，人的精神看上去有点不正常，喜怒无常；

小肠火大，人则急；

胃火重，人则狂；

大肠火重，人则燥；

心包火重，人则手足无措，怎么待都不舒服；

三焦火大，人则夜热……

有人问，疏通经络、按揉穴位能减少身体的痛苦吗？它能通到精神上吗？

到底能不能通到精神上，我说了不算。咱们看看《黄帝内经》中是怎么说的。

《黄帝内经·素问·阴阳应象大论》中有一句很经典的像诗一样的话。它说："人有五脏化五气，以生喜怒悲忧恐。"

五脏各自有对应的情绪——心对应着喜，肝对应着怒，肺对应着悲，脾对应着忧，肾对应着恐。因为精神上的问题是五脏化生出来的，经络又通五脏，所以我们通过调节经络就能调节五脏，以及五脏化生出来的不良情绪。

一个人的情绪平和的时候，叫情绪饱满；情绪不良的时候，叫闹情绪，通俗点说这人又上火了。

火还分很多种，不同的脏腑会产生不同的火：

肝火为怒。

心火为烦。

脾火是怨，怨气多脾火就大。

肺火是愤，愤愤不平。

肾火是恼，恼里边就是恨，恼恨，还有懊恼，这都属于肾火。

胃火则狂，是急了眼，《黄帝内经》里形容为"弃衣而走，登高而歌"。

胆火则颠。颠是什么意思？颠倒，就是疯疯癫癫的，精神有点不正常，喜怒无常。因为胆主决断，人总不能决断，想要这么着又不想这么着，最后就崩溃了……

大肠火则燥。燥的感觉是什么？比如说我们身上的皮肤干燥，还有便秘……

小肠火则急。比如一个人怎么那么急性子，做什么都急，就是有小肠火。

心包火则无措。无措什么意思？就是手足无措，怎么样都不舒服，体内有一种无明火。

三焦火则夜热。就是夜里突然一下热，觉得受不了，就出汗了，再把被子踢开……

身体内有这些火，人就会产生各种各样的情绪和不满。

有人说，你这是修养不好。现在咱们知道经络养生了，就明白闹情绪不是修养的问题，而是有一些火在体内顶着他。因此，五脏的这些火调顺了，人的情绪就平和了。

11. 上火了，人体自有灭火"神器"

怎么调顺体内五脏的火呢？举个例子，比如三焦夜热——很多人夜里睡觉后背发热，睡不着了，赶紧把空调打开，刚一开觉得有风，又得关上，来回折腾。如果我们原来不知道经络养生，夜热的时候可能会想去自家小院落的天井中，看看天，看着星星、月亮，还吹着凉风，再回来睡觉肯定就舒服了，可这不现实。有人说我住28楼，没地儿去，夜热的时候只能在家待着，怎么办？

● 清冷渊
● 天井

实际上，人体的经络就给你设置了一个空间。前面说了，夜热是三焦经有火，三焦经在胳臂肘后边，还通着脖子，通着耳朵后边，正好有个穴位，在胳膊肘后边上一寸（大拇指指节的宽度叫一寸），叫天井穴。

有人说，天井穴跟小院落里的天

井有什么关系吗？

太有关系了，你只要闭着眼，把心静下来揉天井穴，揉完了的感觉就跟你坐在院里看天井一样，心里很清凉。

记住，揉天井穴时必须把眼闭上，才能返视内心，看到我们的五脏六腑里一个新的世界。有人说天井里的这点凉风还不行，最好能有游泳池，游泳就会感到沁凉，那才能真正解除热。

难道经络上还有"游泳池"吗？人体经络上不单有游泳池，而且还是高级泳池——天井穴的上边有一个穴位，叫清冷渊。渊，深的水池。

身体夜热的时候，你揉完天井穴，觉得还不痛快，再接着揉揉清冷渊。

清冷渊也特别好找，就在肘后边二寸，挨着天井穴。揉清冷渊时也必须把眼睛闭上。

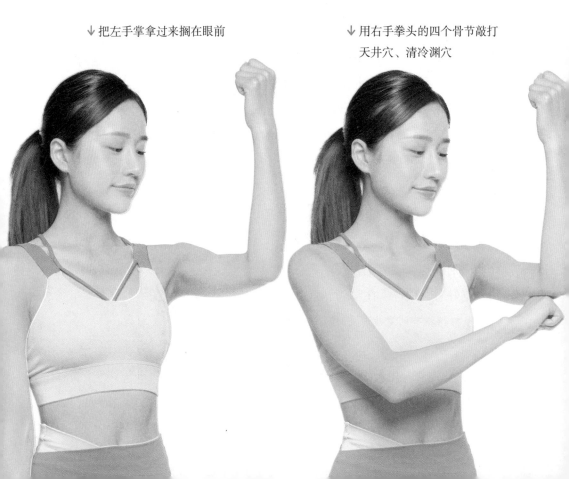

↓把左手掌拿过来搁在眼前

↓用右手拳头的四个骨节敲打天井穴、清冷渊穴有人说，俩穴位我找着了，可在胳膊肘后边不好使劲。我告诉你一个方法：先把左手掌拿过来搁在眼前，正对着手心的三条线——感情线、事业线、生命线。然后把手掌攥成拳头，稍稍举过头顶，这时小臂和大臂成了90度的直角。你再把右手攥成拳头，用拳头上面的四个骨节（拳峰）往上敲打左胳膊肘下边天井穴、清冷渊穴。轻轻一敲，如果是真有问题的人，就会说，"哎哟，怎么那么疼，平时都没感觉到"。

闭上眼睛这么一敲，几分钟后有什么感觉？心里非常清凉，非常痛快，就仿佛在天井里坐着，仿佛在游泳池里游泳了。其实，所有东西只要你有兴趣，这就是好的开始，然后加以实践，就能成功。

12. 人生贵在开心：膻中穴，让你开心的总开关

很多朋友说自己情绪不稳定，喜怒无常，而且情绪来的时候没任何迹象，有点什么事，哪怕是一件小事，就能勾起情绪不稳定，说发火就发火了，无法自控，之后又后悔，总是沉浸在这种负面情绪当中，也不知道如何管理情绪，怎么办？有没有这样一个总的穴位、开关，能够让我们的心先定下来？

现在我们的心都是乱的，静不下来，想怎么安排下一步的生活，没法想，没有一个头绪，一团乱麻。有句老话说得好，"绳在结处不乱，水在源头自清"，想捋捋头绪，没有绳头，没有绳扣，没有源头，所以很多人总是处在这混乱的旋涡中，非常苦闷（一个"闷"字，就把心关在门里出不去了，被压抑住了）。

咱们身体上有没有一个开心的穴位，能把心先定下来，让人油然而生一种喜悦，以化解忧愁、烦恼、恐惧等情绪，也就是说，如何用身体的正能量来驱逐负能量？如何调动起来正能量？其实，咱们学习经络就是为了找到能量，而《黄帝内经》早就把能量的源头告诉我们了，就像

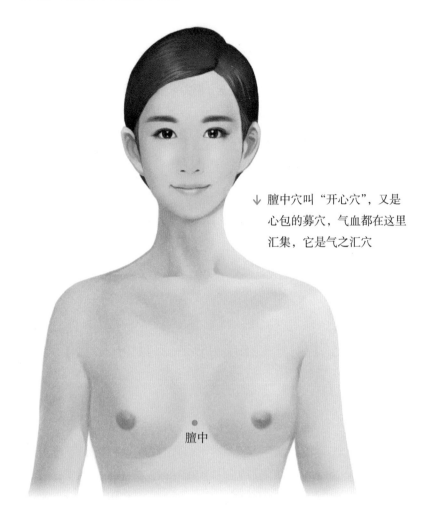

↓ 膻中穴叫"开心穴",又是心包的募穴,气血都在这里汇集,它是气之汇穴

膻中

一盏灯高高悬在那里照亮着我们。

这盏总管我们开心的明灯叫什么呢?叫膻中穴。在什么地方?就在有时候我们捶胸顿足时捶的胸口。为什么想捶它?这里特别郁闷,一捶,心里就舒服了。

膻中穴为什么叫"开心穴"?《黄帝内经》早把这名字起好了,"膻中者……喜乐出焉",喜悦是从膻中出来的。膻中又是心包的募穴,气血都在这里汇集,它是气之汇穴。**气是什么东西?就是五脏六腑各自不同的情绪**,喜怒忧思悲恐惊等情绪全在这里汇集。

如果你不知道如何疏理它们,心就容易乱。你经常按揉膻中穴,就可以把气调顺，气一顺，所有的问题都会迎刃而解。就怕所有的气都挤在一块儿，谁也出不去，谁也进不来。

另外，膻中穴既是一个疏理情绪的穴位，关键时候也是一个急救穴。比如做心肺复苏，按的就是膻中穴。为什么？因为要唤醒生命，把神重新唤醒。

心为什么会乱？神丢了就乱。因此，经常按压膻中穴，心就会定下来。定能生慧。慧是什么？就是智慧。当你的心定下来的时候，心里就像坐着一位老师，而且他的问题解答都那么恰到好处；找别人给你解答问题，他不知道你有什么问题，只有你才清楚自己有什么问题。

膻中穴在《黄帝内经》里叫"臣使之官"，而且说了这么一句著名的话，叫"主明（主就是心主，就指膻中穴这个位置）则下安，以此养生则寿"。为什么叫主明？明包含两个意思，就是心里明白，心定的时候才明。还有，明是通畅，即经络通畅。

经络不通畅是什么？就是心梗，现在说的心梗死。心梗了，五脏六腑再强壮也没用了。因此，膻中穴绝对不能堵塞。有时候一摸胸口冰凉，是因为气血没到这里，可以艾灸让它气血畅通。畅通以后，你会觉得有一种喜悦油然而生，而且困扰的事好像都不算什么了。

人活着要开窍，而且一定要先开心窍，心窍一开，所有的问题都迎刃而解了。老子有一句话叫"不行而知，不见而明，不为而成"，就是因为心窍打开了，一切都顺理成章了。

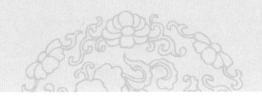

第六章

你可以活得好，还能活得长

- 人活着，既要保命，还要长命。

- 保命的大穴是人中穴、膻中穴，每天要按揉、敲打；长命的大穴叫关元穴，要常常按揉、拔罐、艾灸。

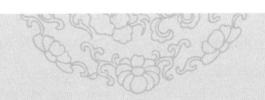

1.大穴既可保命，更能养命

说到养命，就有养命的穴位，身体里的哪些大穴能养命呢？主要有两个：一个是人昏迷了得赶紧掐的人中穴；还有一个是突然失去知觉后得赶紧去按压的胸部穴位——膻中穴，让心肺复苏。

人中穴、膻中穴是救命的大穴，而能救命的穴位，就相当于能量特别强的"灵丹"。

之所以说这两个穴位能养命，是因为它们能唤醒生命，人有难时，它们会直接传递信息到大脑指挥部，让大脑赶紧调来救兵救命。

人中穴、膻中穴能直接唤醒大脑，如果你平时不使用，就是极大的浪费。实际上，我们的命是一条大命，我们还有无数小命——身体里的细胞、神经……

如果能把救大命的穴用来维护小命，那我们的小命就得到了充分的滋养。大穴护小命，这些小命就能茁壮生长。

2.保命的大穴：人中穴、膻中穴

既然有两个养命的大穴，那平时我们并没有昏过去，难道还要掐人中穴吗？还做心肺复苏吗？实际上没必要。

平时你可以多点点人中穴，多敲敲膻中穴，一分钟就能解决问题：**闭上眼睛，用食指按住鼻唇沟，点一点、揉一揉，呼吸要深点儿，吸到鼻根处，顺便咽咽唾沫**——"琼浆玉液"，也就是身体的营养物质，这种营养是老天赐给我们的免费"午餐"，虽然是免费的，但它的能量非常巨大。

↓平时多点点人中穴，能防止心神耗散　　　↓呼吸要深点儿，吸到鼻根处，
　　　　　　　　　　　　　　　　　　　　　顺便咽咽唾沫

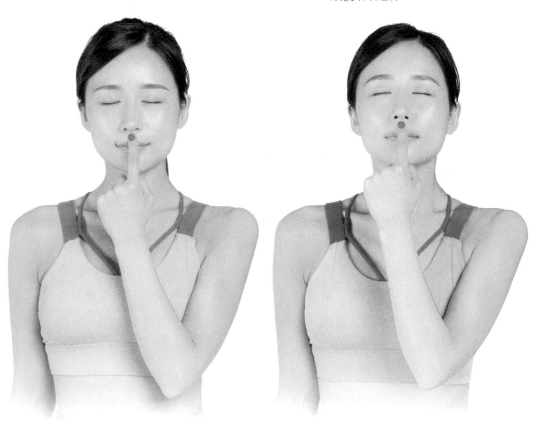

　　你只要每天点揉人中穴一分钟，敲打或按压膻中穴一分钟，就能养护无数小命，让这些小命健康快乐地成长。

　　大穴在大用的时候，有时可能是力不从心的，但用在小生命上，就有股巨大的能量。因此，我们一定要善用身体里这种天然的能量，好让生命不会加剧走向衰老。

　　人中穴、膻中穴就是一张大的防护网，能防止我们的气血流失、心神耗散。

有人说自己一摁人中穴，就醒神了，眼睛就亮了。怎么有那么好的功效呢？人中穴是人体最重要、最有能量的两条经脉——任督二脉的交汇点。如果一个人魂不守舍，说明他的阴阳分开了，也就是气血分开了。这时就要把阴阳聚在一起，把精神聚在一起，才能把魂找回来，神才能调回来。

一按人中穴，阴阳就能重新结合在一起，人体的能量就能重新汇集在一起，瞬间就可以恢复活力。

如果你腰疼，点按几下人中穴，腰马上就觉得轻松了，因为腰正好在督脉上，点按人中穴就可以给腰注入能量。

有时你觉得肚子不舒服，有点腹胀或腹痛，点按人中穴，肚子马上就会感到轻松，因为肚子就在任脉这条线上。由此可见，任督二脉的病，人中穴这一个穴位都管了。

膻中穴也不是等闲之辈，道家管它叫中丹田，丹田都是能量聚集之所，你要想调能量用，就得从丹田调出来。调之前，要意守丹田，先把能量聚集过来，能量有余，才能往外调；如果能量不足，你还往外调，就叫耗。

能量有余，调出来就能使用，对身体没有损耗。因此，一定要先守再调，不要一开始就企图调。

膻中穴又叫上气海，是人体能量聚集在这里的意思。还有一个叫关元穴，肚脐下三寸，也叫下气海，同样是一个能量聚集的地方。

上气海是心肺能量聚集的地方，下气海是肝肾能量聚集的地方。

如果这两个气海上下贯通，人体的能量就更加充沛。《道德经》中有句话："天地之间，其犹橐籥（tuó yuè）乎？"橐籥就是大风箱。这句话的意思是，上面的气海和下面的气海连接在一起，会鼓动一股大风，就是大的能量。人体运转起来，能量就非常充沛了。

其实，身体上的穴位背后都暗含着玄机，你只有具体地体会、实践、感悟，才能慢慢领会其神奇之处。

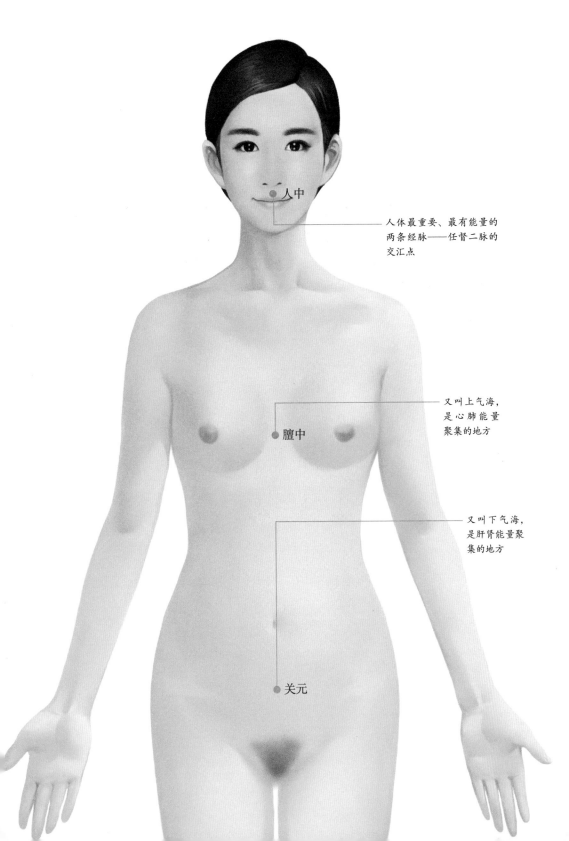

人中

人体最重要、最有能量的
两条经脉——任督二脉的
交汇点

膻中

又叫上气海，
是心肺能量
聚集的地方

又叫下气海，
是肝肾能量聚
集的地方

关元

3.关元穴，让你长命

实际上，人活着，既要保命，还要活命。保命的穴位有两个——人中穴、膻中穴，长命的穴位是肚脐下面的关元穴。

关元穴可以按揉、拔罐。我们要想达到长命的目的，就需要用艾灸长期温暖它。

有人怕艾灸的味道，那就退而求其次，做"蹲着走"的动作也可以，或者拿热水袋温暖关元穴，温暖肚脐眼附近。关元穴不冰凉，命就能长。

我们每天都在走向衰老，为什么？因为身体里无数的小生命在消亡，又没有重生出新的东西。要防止这些小生命消亡，就需要用身体里的大穴去养护它们。

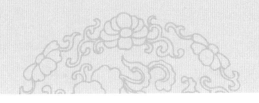

第七章

愿一生没有无妄之灾

· 保养好膻中穴（心包经），就能保证心血管的安全。

· 为什么慢跑是最简单地保证心包经（膻中）通畅的好方法？

· 太冲穴该怎么揉才能补养心血管？

1. 保护好膻中穴，就能预防心梗

天冷了，什么问题的患者多了呢？心血管患者的数量增多了。经常看见有老人因为心梗、心绞痛上医院，还有人年纪轻轻就突然得心梗去世……

为什么到了冬天会出现这种情况？因为气温下降，寒气冲撞，心包经受寒就会收引，一收引心脏就疼了，心血管就难受了，所以就得去医院。

我们经常在生活和电视剧中看到，有人一生气，一吵架，马上就会捂着胸口趴着，什么原因？因为怒气也会冲撞到膻中穴。有人过度悲伤会昏厥，因为悲伤的气也会冲撞膻中穴……由此看来，膻中穴很容易受到伤害。

现在，心梗成了人们很恐惧、担心的一件事。怎么防治它呢？

在中医养生里，尤其是在经络养生里，心血管归心包经（膻中穴）负责。

除了心、肝、脾、肺、肾以外，膻中穴也是一个脏——心包经。为了防治心脑血管疾病，我们平时就要多保养心包经。

膻中穴在两乳中间，胸口这一片巴掌小的地方，一般心绞痛、心梗的反应点就在这里。

最简单的保养心包经的方法就是慢跑。可现在，很多人即便天天慢跑，也不一定能达到保养心包经的目的。其实，你要想保养心包经，关键是在保养的时候得想着心包经，才能保养好它。比如在慢跑的时候，如果你没想到它能保养心包经，那么气血就不见得会集中到心包经。

在经络养生的过程中，我们所做的这些保健的方法，都是围绕着脏腑进行的。也就是说，保健的力量是往里走的，不是往四肢分散着走的。

我们的目的不是让外表多么强大，让肌肉多么强壮，而是让五脏保持一种健康、平和的状态。

心包经在身体里的作用是什么？首先，身体里有一个主体——心脏，就跟汽车的发动机一样，发动机带动四个轮子——肝、脾、肺、肾一起前进，也就是说，心脏是给这四个脏器供应血液的。

但发动机不能给四个轮子直接供应能量，它需要一个传动系统，把能量传导给四个轮子，身体的"传动系统"就是心包经。

我们怎么让"传动系统"把心脏的能量传递给肝、脾、肺、肾呢？传动系统——心包经不能堵塞，必须保持通畅。如果心包经堵塞，人就可能会得心梗；如果心包经不堵，心脏的血液就能均匀地疏散给其他脏腑，让它们得到充分的营养。

因此，心包经的负重最大，也最容易受到伤害，它最怕堵塞。但只要让它畅通，身体就能保持健康的状态。

为了让心包经保持畅通，就不能让它有瘀血，要让它总是处于血流顺畅的状态。

我在前面说了，通过慢跑就能达到让心包经顺畅的目的。因为跑步是一个震动五脏的过程，五脏在肚子里，你一般情况下是触及不到五脏的，所以不方便锻炼五脏；而四肢在肚子外，你可以锻炼四肢，把肌肉锻炼强壮。因此，跑步能让心包经通畅的原因是，通过慢跑——脚掌在地面的震动来震动五脏，把这个震动的能量传导到心脏的"传送带"上去。

膻中穴相当于车轮里的轴，轴必须得运转顺畅。在《道德经》里有这么一句话，叫"三十辐共一毂"，"辐"是车条，"毂"是车轴。这三十根辐条都得插在车轴上，车轮才能运转起来。

五脏是靠心包经运转起来的，如果这里堵塞了，五脏的功能就会变得衰弱。膻中穴又叫"气之会穴"，所有的气都在这里汇集，足见它的作用十分重要。

为什么慢跑对心包经有很好的调节作用，而疾跑就不行呢？因为疾跑时心脏马上从一种平稳的匀速状态，变成了一种加速度的状态，对心包经是有损伤的。

你可以从现在开始，每天抽点儿时间去慢跑。慢跑的时候一定要记住，着力点不在四肢，而是用脚面对地面的震动来冲击我们的五脏。五脏受到了冲击，就会传导到心包经，最终心包经就得到了锻炼。

前面提到，秋冬季节的当务之急是要保养我们的心血管。如果心血管强壮、健康，你就没有后顾之忧，也不用担心某天会有什么无妄之灾，因此我们一定要提早预防。

其实，防不胜防的东西都是因为你没早防，到最后没法防的时候再防，就防不了了。在身体稍微有点儿端倪的时候，最好就把它解决了，这叫"为之于未有，治之于未乱"。

锻炼的主要目的是什么？是锻炼五脏。中医经络里很少提到锻炼五脏，《黄帝内经》中说的是"疏涤五脏"（"疏"是疏理、调和的意思，"涤"是洗涤、清洁的意思），就是说要把五脏六腑之间调和、理顺，然后把脏东西清除掉，这样五脏就健康了。疏涤完五脏有什么好处？"疏涤五脏，故精自生，形自盛"。"精自生"，就是体能会自然增长；"形自盛"，就是形体自然会变得强大。

有人问"疏涤五脏"，肌肉能强大吗？当然，"形自盛"就是说肌肉自然就长大了，是自然而然出来的，不是为了练肌肉而长肌肉，而是"练"好了五脏，肌肉自然便会长大，是这么一个状态。

你在练的时候要想着目的是锻炼五脏，不管是慢跑、练八段锦，还是练五禽戏——虽然有的方法看似动作多，但实际上所有的动作都不是锻炼肢体，而是通过肢体这个杠杆，调节我们内部的五脏六腑，让它们达到疏涤、调理的目的。

2. 身体里空间的源头：太冲穴

前面谈到保养心包经就能养护心血管的话题，这里我再给大家介绍一个肝经的大穴——太冲穴，位置非常好找，顺着大脚趾和二脚趾之间，向上大概四厘米的位置就是。

太冲穴是身体的宝贝，跟心脏连着，可以保养我们的心血管，但这只是它表面的一个好处。其实，太冲穴对人体的好处太多了。

太冲的"太"是特别大的意思；"冲"包含的意思很广，有空间、虚空的意思。武侠小说中，武当山的掌门叫冲虚道长，实际上"冲"也是虚的意思，虚空就叫冲，意思是空间特别广大。

太冲这个穴位的含义是里面有巨大的空间，你通过刺激太冲穴，就可以找到身体里空间的源头。《奇经八脉考》中说："肾脉与冲脉并下行，循足合而盛大，故曰太冲。"肾脉本来就是先天之本，很厉害。冲脉比肾脉还厉害，冲脉叫十二经之海，通俗的名字是血海。可这条经脉并不在穴位图上，因为没有具体的穴，但人体十二经都在其中，它是一条隐藏的经脉，能量特别强。

其实冲脉也不是虚无缥缈的，它有起始点，就在肚脐眼下五寸旁开两寸，有一个穴位叫气冲穴，是胃经上的一个穴位。冲脉从气冲穴起，顺着肾经往上到头部，往下则是顺着腿上的肝、脾、肾三条经脉，奔向脚上的太冲穴。太冲穴是肾脉和冲脉的交汇点。十二经之海就更了不得了，它叫血海，海是什么意思？海就是气血在这儿汇集的最充盛的地方。

人的身体里有四"海"——冲脉是血海（十二经之海）；膻中穴是气海；胃是水谷之海；脑是髓之海（精髓的部分都在脑袋汇聚，因此你要是想提高智慧，髓海就不能空）。《黄帝内经·灵枢》第三十三篇叫《海论》，专门说人体之海。里面说，人体的海特别重要，因为人体的能量都储存在海里，你要想健康就得找到能量的源头。但这些海分散在身体里，你必须找到一个交汇点，而太冲穴就是冲脉和肾脉的交汇点。

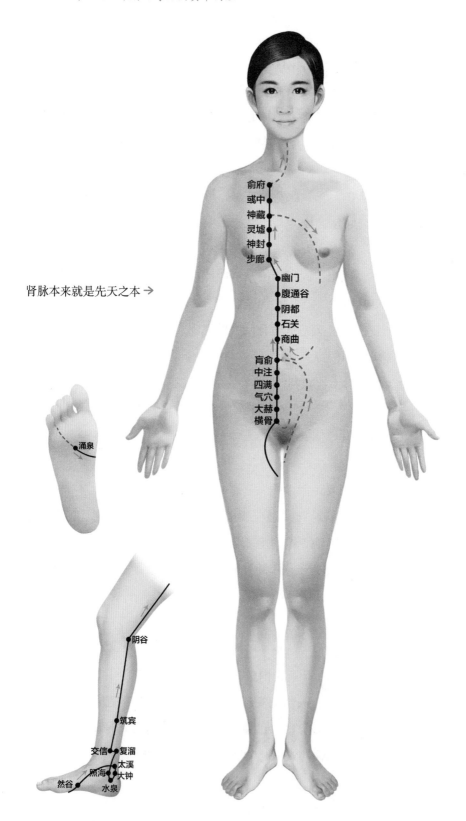

肾脉本来就是先天之本 →

俞府
彧中
神藏
灵墟
神封
步廊
幽门
腹通谷
阴都
石关
商曲
肓俞
中注
四满
气穴
大赫
横骨

涌泉

阴谷

筑宾

交信　复溜
　　　太溪
照海　大钟
然谷　水泉

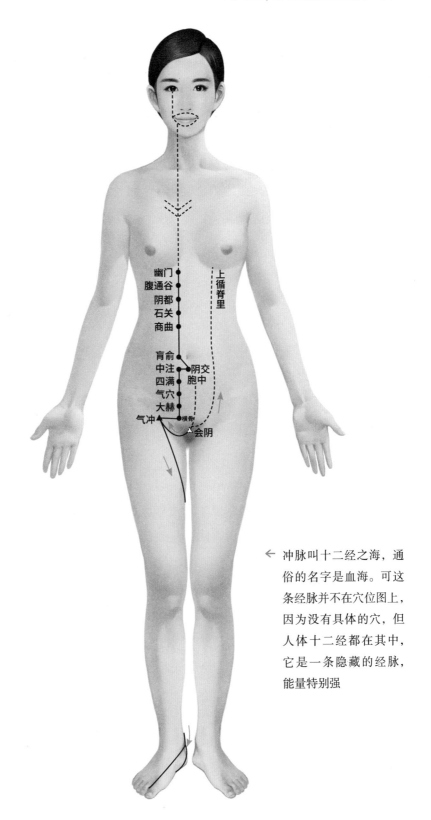

幽门
腹通谷
阴都
石关
商曲
上循脊里
肓俞
中注
阴交
四满
胞中
气穴
大赫
气冲
横骨
会阴

← 冲脉叫十二经之海，通
俗的名字是血海。可这
条经脉并不在穴位图上，
因为没有具体的穴，但
人体十二经都在其中，
它是一条隐藏的经脉，
能量特别强

太冲穴本身是肝经的原穴，肝经的原穴都属脾，因此它又跟脾相通，你可以想象它的空间有多大。

而且，肝是身体的藏血之官，把人的血都藏在肝里，你要是晚上睡不好，就是因为肝不藏血。肝不藏血的时候，就会导致魂不守舍（因为"肝藏魂"），魂就跑出来了，你夜里就别想睡觉。而且睡觉的时候会因为魂在外面而一惊一乍，有点儿动静就会醒。因此，你知道了肝经所处的位置还有它包含的内容，就知道了太冲穴的重要性——它是给你空间，给你能量的。

前面说到，冲脉往上直接奔向头部，往下则奔向脚。由此可见，它能调节人体气血的分布。意思是说如果你的能量有余，它可以把有余的能量储存在冲脉里；如果你的能量不足，它可以调动十二经脉的血给你补充能量。一如《道德经》所说："**高者抑之，下者举之；有余者损之，不足者补之。天之道，损有余而补不足。**"

学习经络养生的总源头，都在《道德经》上。如果你想把与经络相关的知识融会贯通，就不能只考虑有形的层面，还要考虑隐藏的、没说出来的层面。因此，没在图上标明的经络，其实更重要。

前面讲了，太冲穴是一个空间很大的穴位。实际上，人体只要空间够大，就能有腾挪、扭转的能量。比如有些人气郁，为什么会气郁？就是因为体内没空间，气没处走才郁结在一起的。生活中，有人总是愤愤不平，为什么不平？地儿小就不平，地儿大了就平了。

凡事只要能拓展空间，就会对身体有很好的帮助。而太冲穴就能拓展身体各处的空间，还能把身体的能量互相调配。

虽然太冲穴是肝经上的穴位，但它既通着脾经，又通着肾经，它可以从肾经那里获得能量，也可以把它的能量输送给脾，进行转化。因此，你只要知道这一个穴位，就好比知道了你拥有一个总闸。

太冲穴应该怎么按揉呢？

揉太冲穴前，你最好把指甲剪平，然后往里掐着揉，因为太冲穴稍

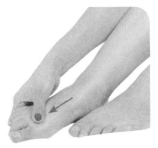

← 如果你火气特别大，最好从脚背往脚趾的方向揉，能起到泻火的作用

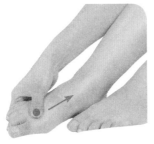

↗ 如果你没什么脾气，可以从脚趾往脚背的方向揉，就可以增长脾气

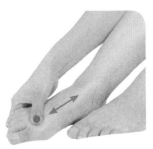

↗ 如果你觉得自己脾气正常，那就来回揉，怎么揉都没问题，只要揉舒服了就好

微有点深，要揉得深点才会有效果。你可以从脚缝揉到脚背，也可以从脚背揉到脚缝，怎么揉都行。

　　既然我们知道太冲穴这里有能量可用，而且知道心血管最需要补养，那就可以从太冲穴给心血管供应能量。怎么供应呢？

　　挨着太冲穴，靠近脚趾缝的地方有一个穴位叫行间穴，脚趾缝旁边的穴位叫大敦穴。从大敦穴到行间穴，这一段是肝脏专门给心血管供血的，是养护心血管的重要区域。

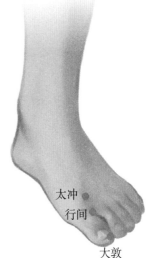

推揉大敦穴到行间穴这段，→
可以补养心血管

太冲

行间

大敦

没事的时候，你可以推揉大敦穴到行间穴这段。从上往下揉还是从下往上揉，都可以。请记住，人体内有一股自然的气在推动着身体该怎么做。也就是说，你怎么揉得舒服，怎么能不知不觉地揉，那就顺着身体的感觉去做，这样就能达到补养心血管的目的。

通过一个穴位，你就了解了身体里有某个神奇的空间，了解了体内的气血如何分配。

也许我会反复说太冲穴、膻中穴等穴位，这是因为它们有不同的层面、不同的空间，这些空间其实都是太冲穴、膻中穴……但它们有不同的含义，所以需要反复说，你才能真正看清它们的真实面貌，这就叫"温故而知新"。

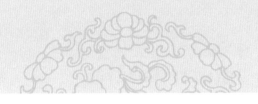

第八章

一旦开窍，你就能智慧过人

- 头顶代表肝，你没事的时候揉揉头顶，就可以调节肝功能，也就是开了肝的窍。

- 常揉脑后枕骨，能增加你的智慧。

- 用空拳轻敲百会穴的两边，可以增强脾的功能，开脾窍。

- 梳头的时候一定要把眼睛闭上——关外窍才能开内窍。

- 神庭穴、上星穴能开心包经的窍。

- 揉印堂（祖窍穴），再揉膻中穴，可以防治心脑血管疾病。

1.开窍——激活身体的潜能

• 头顶常揉，强肝提神

头上有哪些大穴呢？

头部本身就是人体能量最聚集的地方，道家讲究"三花聚顶""五气朝元"等，就是说精气神最终都要汇聚到头上。虽然是道家的一些玄妙语言，实际上也没有什么离奇的东西。

比如说头顶的百会穴，是一个调动身体能量的大穴。肝的能量在这里聚集，因此人觉得自己没劲了，提不起精神的时候，就揉揉百会穴。如果你的头发是散着的，可以拿手把头顶上的头发攥一攥，然后轻轻往上带一带，最能提气——提肝的能量，一提气人马上就精神了。

揉百会穴，最能提气 ↓

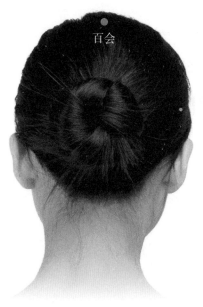

百会

有时感觉百会穴里边好像发钝，有东西堵住了，就攥上空拳，敲一敲、打一打。有时人会不自觉地有这种下意识的行为——拍拍头顶、拍拍额头，好像没开窍，拍一拍就开窍了。

人的头部确实是个宝，你揉哪个位置都能开窍醒神。

• "反骨"有大用，常按增智慧

脑后枕骨这一块（有人说这块长了反骨，后反骨）——枕骨穴，按揉后补肾，平时可以用手揉一揉，能够增加智慧。

很多人有问题想不清楚的时候，赶紧挠挠后脑勺，挠的就是肾的位置。"肾主智"，因此揉后脑勺能增加智慧。

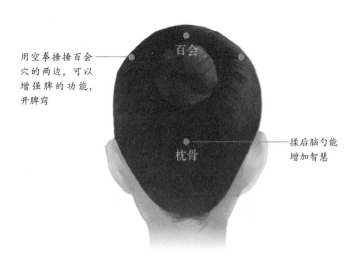

用空拳捶捶百会穴的两边，可以增强脾的功能，开脾窍

百会

枕骨

揉后脑勺能增加智慧

• 空拳轻敲"头上犄角"，开脾窍，壮脾胃

有一个位置是我们平时开玩笑时说的"头上长了犄角"，长了两个犄角的位置就在百会穴的两边，这两个位置管脾脏。你没事的时候用空拳捶捶这里，可以增强脾的功能，开脾窍。

• 梳头时请闭眼——关外窍才能开内窍

没事的时候你也可以用手梳梳头，每次梳头的时间稍微长一点儿，梳到一看手上好像有点儿头油出来了，这时效果最好。因为把里边的风邪都梳出去了，头脑也开窍了。

但是记住，梳的时候一定要把眼睛闭上，因为只有把眼睛这个窍闭上，头脑里的窍才能真正打开——关外窍才能开内窍。

• 神庭穴、上星穴能开心包经的窍

头上这些穴位以百会穴为首，顺着百会穴往前到头顶发迹线这里，是神庭穴、上星穴，都是开心包经的窍的穴位。

有人问，开心包经的窍对身体有什么好处？现在，犯心包经病也就是心梗、心脑血管方面的疾病的人太多了，这些病必须早期预防，不然就会防不胜防，有时候突然犯病了，甚至都来不及抢救。早预防就不会

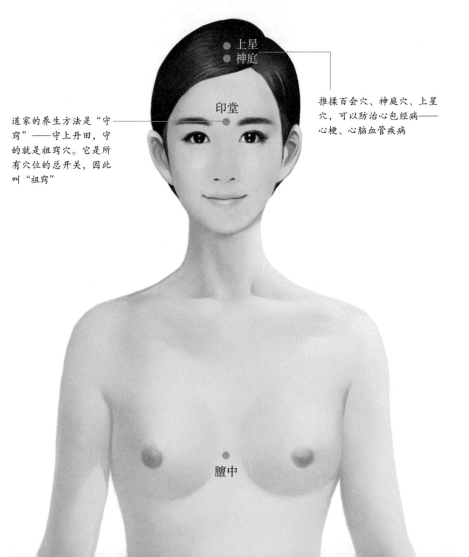

道家的养生方法是"守窍"——守上丹田，守的就是祖窍穴。它是所有穴位的总开关，因此叫"祖窍"

推揉百会穴、神庭穴、上星穴，可以防治心包经病——心梗、心脑血管疾病

上星
神庭

印堂

膻中

有什么危险，这就是"为之于未有，治之于未乱"——还没出现什么端倪，赶紧去治疗，赶紧去防治。

2. 揉印堂（祖窍穴），再揉膻中穴，能防治心脑血管疾病

我们平时可以揉印堂（两眉之间的祖窍穴，可以用大拇指揉，也可以用中指揉），一直往上推，推到发际线附近，有上星穴、神庭穴，再往上推是百会穴。最后再通心包经的膻中穴，就和祖窍（印堂）合起来了。

心和脑是相通的，预防了心血管病，就预防了脑血管病；预防了脑血管病，也就预防了心血管病。所以这两个穴位可以交替按揉、使用，心脑血管疾病就都可以防治了。

道家的养生方法是"守窍"——守上丹田，守的就是祖窍穴。它是所有穴位的总开关，叫"祖窍"。

平时，你没事的时候就很轻松地躺在床上，然后闭上眼睛，观想一下祖窍（印堂）的位置，有时会有很多意外的收获。

比如，可以达到行气的目的——如果晚上你躺在床上睡不着觉，感到肚子有点儿鼓胀，但一观想祖窍，肚子就开始"咕噜咕噜"响了，这就是祖窍给人的能量。肚子如果能动，就证明整个经络都会运转起来，相当于揉了好多穴位。

实际上，我们揉穴位有一个显著的功用——让肚子动起来，也就是达到行气的目的。经络是气的通道，我们按穴的目的就是让气道畅通。如果你没按穴位，只是观想了一下祖窍，气都运转起来了，这就是太极书和《道德经》上讲的一种养生方法——用意不用力，也叫"心使气曰强"。

有时候我们想不通一件事，其实是因为总朝一个方向上去想事，比如你开一辆小面包车，进入了一条窄胡同，结果发现没法掉头，因为两边没有空间。人的思维也是一样，如果你只能前进或者只能后退，没有更多的空间回转，就容易钻牛角尖，而且也容易让心智进入一种固化状态——学什么东西都比较吃力，不能触类旁通、举一反三。

因此，我们要学会让思维的空间更大一点儿。知道了实的东西，可以再看看虚的东西，虚的东西太多了又得落到实处。

头在虚空，就要脚踏实地，虚实相间，空间才能广阔。

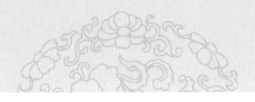

第九章

让孩子茁壮成长的穴位

· 给孩子按揉足三里穴，不积食、不发热、不咳嗽。

· 经常抚摸孩子的太溪穴、复溜穴、脚底的涌泉穴、足三里穴、中脘穴、身柱穴，既补孩子的先天，又强壮孩子的后天。

· 平时多用掌根给孩子揉后背的身柱穴，孩子不容易驼背，也不会发生侧弯。

1.给孩子按揉足三里穴，
不积食、不发热、不咳嗽

有些妈妈给我留言，说特别盼望孩子能够健健康康成长，孩子身体一有点不寻常，就会担心，想为孩子做点什么，但又不知道该怎么做。想揉揉穴位，也不敢随便揉，不知道揉哪些穴位对孩子的健康有好处，而且怕揉错了对孩子的身体产生副作用。

现在就跟你说说几个能为孩子的健康保驾护航的大穴，让父母揉着这些穴位，心里也踏实，充满自信。

孩子身体上有没有这样的穴位呢？其实到处都有。但咱们不用找太多，因为"少则得，多则惑"，知道的穴位太多，可能反而容易迷惑。

第一个是足三里穴，它是调理孩子脾胃最好的一个穴位（孩子脾胃出毛病了，按这个穴位会更敏感）。

孩子经常会出现积食的毛病，一旦吃多了不消化，肚子就会经常堵胀，还容易生痰，再受点风寒，就容易感冒、咳嗽。因此，你经常揉孩子的足三里穴就能帮孩子调理脾胃。

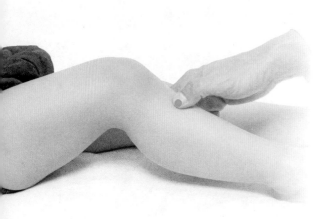

← 按揉足三里穴，
　可以调理脾胃

　　"壁虎爬行"法对孩子的脾胃也能起到很好的调理作用。如果你有兴趣，孩子也觉得好玩，不如经常在家里的地板或床上一起做"壁虎爬行"，这对孩子的脾胃来说，可以起到长久有效的养护作用。

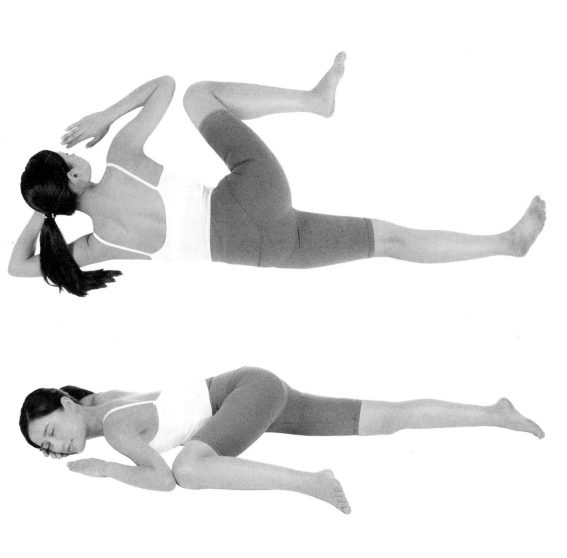

↑"壁虎爬行"法，对孩子的脾胃也能起到很好的调理作用

按揉足三里穴有一个特点，就是"引血下行"的功能很强。什么样的人需要"引血下行"？年纪大的人需要引血下行——把气血引到脚上去，这样才能健康，因此足三里穴可以长期按揉。

还有，成人有时在按揉足三里穴的过程中不敏感，这时可以艾灸足三里穴，长久地刺激它，达到中医说的"若要安，三里常不干"的效果（"不干"就是经常艾灸，灸出泡来。这样长期刺激足三里穴，才有养老、强壮身体的效用）。

小孩子不适合长期艾灸足三里穴，因为孩子在生长时期，气血是往上走的，可以用，但每次时间不要长。

那什么时候用呢？现在的孩子吃得多，运动得少，容易积食，而足三里穴对消积食的效果很好。本来孩子的气血都很旺盛，经络也很畅通，阳气也足，父母平时只要用大拇指点揉一下这个穴位，就能帮孩子消积食。

脾是生痰之源，肺是储痰之器。孩子有积食就容易生痰，如果这时再遭受风寒，就容易咳嗽、感冒。实际上，孩子感冒、发热、咳嗽大多有一个内因——积食。因此，一定要先消除积食。如果孩子没有积食，抵抗力强，即使受点风寒，身体也没什么问题。

知道了足三里穴的用途后，一旦你看孩子的脸色通红，可能是有实火上来了，就赶紧点揉几下足三里穴，实际上揉那么一两分钟就会有效果。

2.按揉这些穴位，能让孩子先天、后天一起补

说完足三里穴，实际上还有一些穴位可以对孩子的先天之本进行保护，让孩子的生长更旺盛。

这几个穴位——太溪穴、复溜穴（就在孩子脚踝附近）及脚底的涌泉穴，你平时经常给孩子揉一揉。

孩子喜欢让你揉哪个穴位，你就给他揉哪个，不要强迫他。

跟孩子互动要让他感到舒服，你给他揉穴就像在爱抚他一样，抱着这样的心态，你在给孩子按揉时，孩子甚至会主动提出让你多揉几下。

总之，让孩子感觉舒服的穴位，你一定要多揉；孩子觉得不舒服的穴位，就不要给他揉了。

孩子肚子上的中脘穴，你没事的时候可以把手搓热了，多给孩子揉一揉，轻轻地抚摸，可以达到调节脾胃的作用。

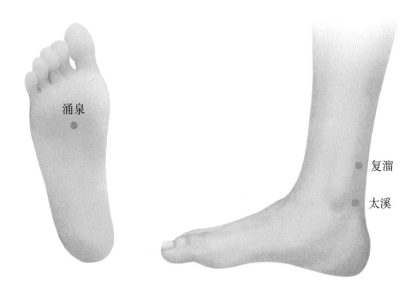

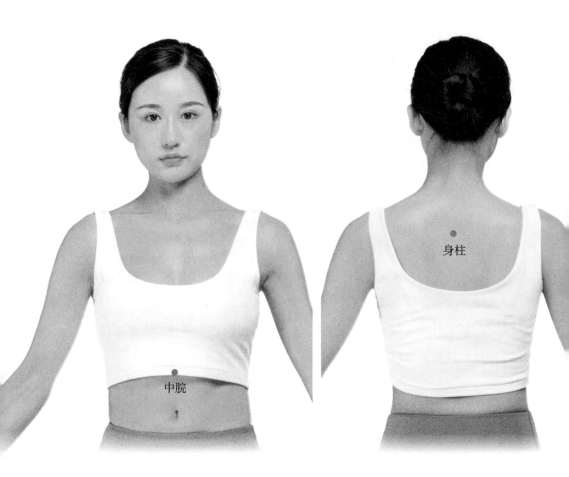

还有孩子后背的身柱穴，它管整条脊椎，是帮助孩子生长的大穴，你也可以经常用掌根给孩子揉一揉，这样孩子的脊椎就会笔直地往上生长，不会发生侧弯，也不容易驼背，不容易变成水蛇腰。

如果揉完后孩子说："很过瘾，妈妈再给我揉一揉。"你就把他后背的整条脊椎都轻轻地揉一揉，不用使劲。

给孩子按摩穴位并不是越使劲越好。事实上人岁数越大，按穴才越需要强刺激。给孩子按摩，只要轻柔地爱抚，经络就能畅通。甚至给他挠痒痒，经络都能被打通。

其实，你知道这些穴位就够用了。一些是保孩子先天之本的，比如肾经上的穴位——太溪穴、复溜穴；另一些是保后天之本的——足三里穴、中脘穴。有这些"法宝"为孩子保驾护航，孩子的身体就能长期保持强壮。

还有更细心的妈妈，知道孩子怕风寒，每晚睡觉前都会给孩子捏捏后背——捏脊，在脊椎和脊椎两旁，上下揉一揉、捏一捏，就能帮孩子把体表遭受的风寒给及时去掉，这也能促进孩子健康成长。

知道了这些方法，你就可以灵活掌握，随机挑选，还可以自由发挥。只要你心里有调养的方向了，就有主心骨了，而且知道一些调养的方法，就会充满自信。只要你一充满自信，这种自信的感觉就会传递给孩子，孩子从小也会有自信。

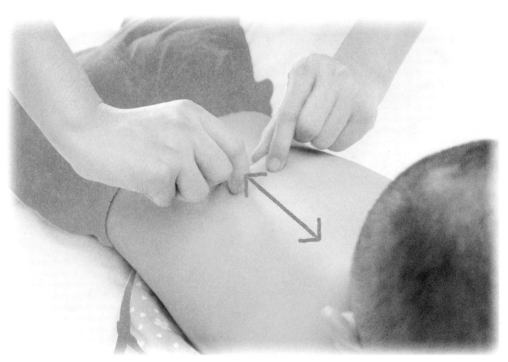

↑ 每晚睡觉前给孩子捏脊，能帮孩子把体表遭受的风寒及时去掉，也能促进孩子健康成长

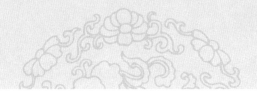

第十章

筑宾穴，排外来之毒

· 筑宾穴里面有一个很深的东西，就像神秘的洞穴一样。

· 筑宾穴可以排除进入身体里细小的毒素，比如雾霾之毒、装修污染之毒、药毒等。

1.持"杵"守护，把肾"筑"牢固

说到经络养生，就离不开经络穴位，尤其大家都非常关注穴位。关注什么呢？就关注这个穴位能治什么病。大家都希望能够找到个特效穴位，一揉这个穴位病全好了。

要想找万能穴位，实际上得知道穴位背后的深意，这万能的东西都不在表面上，而在穴位里边藏着呢。穴就像洞穴一样，它是一个很深的东西。古人起的穴位名字都有它深刻的含义在里边。

穴里边都是什么呢？像一个山洞。山洞里会不会曲径通幽？会不会洞与洞之间贯穿着？然后走着走着，会不会突然眼前一亮，别有洞天了，或者是发现什么宝藏了，就跟阿里巴巴发现的山洞一样，是不是藏了很多宝藏？

古人用什么方法告诉我们呢？就是把这些穴位都标出不同的名称，每个名称都代表要告诉你的这个穴里边的深刻含义。

举一个我自己喜欢按摩的穴位吧。比如说闲暇的时候，晚上看电视、玩电脑的时候，我会把脚搁在沙发上，盘起来，也不用双盘，就随便地将脚和脚搭起来。这时候手不知不觉地就攥着脚腕子，就愿意在脚脖这块揉，有时候就揉到一个酸痛点，一直揉就会很舒服，心里很放松，好像一下就松弛下来了。

低头一看，还真是揉在穴位上。揉到什么穴上了呢？筑宾穴！

筑宾穴在哪呢？就在脚内踝后边这个窝——太溪穴向上十厘米左右。其实特别好找，我们穿袜子，有矮腰的、中腰的、高腰的，中腰的也就在踝骨上边，有那么十厘米左右这样的位置。

筑宾穴在哪条经上呢？在肾经上。

为什么叫筑宾穴？筑到底什么意思？这个宾怎么解释？原来，筑在

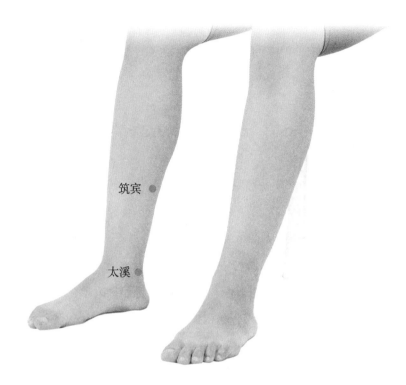

↑筑宾穴在脚内踝后边这个窝——太溪穴向上十厘米左右

古代是一种琴，演奏时得拿一个竹尺子敲琴弦，边敲边唱歌，叫击筑而歌。谁曾经击筑而歌？汉高祖刘邦，不但击筑而歌还写出一个大风歌来，流传千古。

筑的字面意思就是把地砸瓷实了，叫筑基。肾是人的根，先天之本，筑就是把肾这个地基打牢固、巩固住的意思。

宾是什么意思？就是帮你打地基的这么一个人，也就是帮着你打地基的这么一个宾客。

现在我们总把宾和客当一个意思，实际上古代的宾、客不是一个意思。重要的客人叫宾，客是普通的客人。宾还有一层意思，就是这个宾虽然不是自家人，但它是跟你很亲近的一个人，是一个偏爱你、向着你的人。

古语当中有一词叫"宾服"，他服你，器重你，这叫宾。为什么有一成语叫"相敬如宾"呢？就是互相很器重，很信赖，很偏爱，叫宾。

筑还有杵的意思。什么叫杵？说白了就是过去一个捣药的木棒子。现在家里捣蒜那个微型杵就叫杵。"筑"有杵的意思，就是把东西给捣碎了。

在中国神话里，月亮上有一只玉兔，玉兔用的是玉杵，也捣药，捣什么药？长生不老药。因此，凡是有杵的，都有陪伴守护的意思在里边。

我们有时到庙里去，推开山门往里一看，门口站着哼哈二将，一个拿着降魔杵，一个拿着荡魔杵。还有，天王殿是供奉弥勒佛的，弥勒佛背后老站着一个武士，手里拿着一个金刚杵，杵的含义就是守护、保护。拿杵的就是你身体的一个守护神。

2.筑宾穴，专门除身体里的细小毒素

说了半天，筑宾穴是干吗用的？就是用来排出身体里细小的毒素。身体的毒用什么来排？用肝脏。肝是解毒工厂，把身体血液里的大块的毒，弄细碎了往下排到肾，就像一个过滤网一样，再过滤一下，过滤完以后，好东西变成血液，不好的东西变成尿排出去了，就是这过程。

筑宾穴就相当于一张过滤网，专门把肝脏没排干净的，比较大的毒再过滤过滤。筑宾穴还有一个作用，就是能解药毒。我们吃的有些药容易伤肝、肾，所以吃药时很担心，一边吃着一边又怕中毒了，这时候为了缓解身体的药毒和心理的压力，你就揉揉筑宾穴，它能够把药毒帮你分解一些出去，这对你的身体是一个很大的保护，尤其保护你的肝肾。

筑宾穴在现实生活中的用处很广泛。举个例子，你今天出去碰见雾霾天了，觉得胸口里不舒服，呛得慌，整个人都昏沉沉的，赶紧揉筑宾

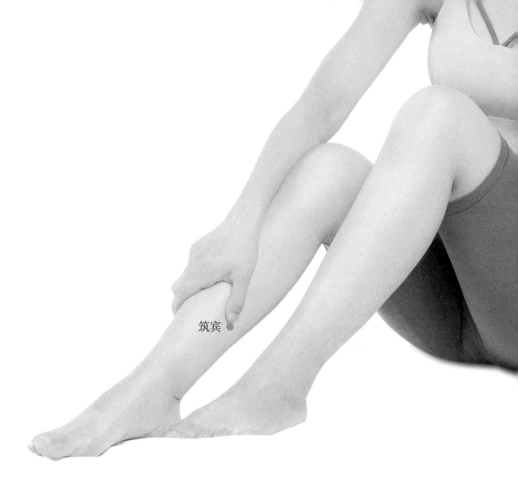

↑ 揉筑宾穴，能把药毒帮你分解一些出去，对你的身体是一个很大的保护，
尤其保护你的肝肾

**穴，它能够帮身体排出空气中这些粉尘。还有，你待在一个装修的房子
里，没多久头发晕了，回去赶紧揉揉筑宾穴，及时排解排解。**

　　筑宾的含义是什么？就是一个偏爱你的人，跟你亲近的人，跟玉兔
似的，在那不停地捣，然后帮你把身体里那些毒素给砸碎了，排出来，
让你身体不受、少受毒害。筑宾穴有一个美好的寓意：你身体里住着一
个保护神——筑宾。你没事就用手揉揉它，等于在偏爱它，它也敬重你，
这就叫相敬如宾，你对它好，它就对你好。

　　身体也是这样。你重视身体里的这些小精灵，这些穴位，它就偏爱
你，就相得益彰。在身体里总有一个保护神，有一个偏爱你的人在时时

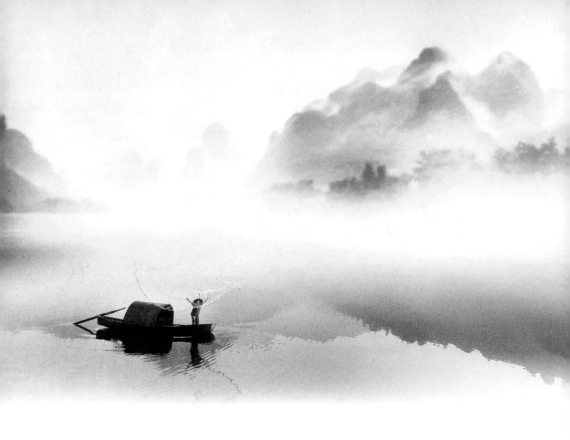

刻刻地帮助你，这就是上天赐予你的福气。咱们身体里有三百六十五个护身符，如果你没事多跟它们交流交流，就理解了穴位真实的含义。跟我们推开窗，可以看窗外的世界一样，我们揉穴就等于打开了身体内部的一扇窗，来看身体内部的世界。

第十一章

雾霾无情，经络有情

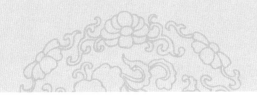

· 筑宾穴，专门过滤进入血液中的雾霾之毒。

· 防雾霾之毒，就揉肺经上的天府穴。

· 侠白穴，保护肺的大侠客。

· 防雾霾之毒，多喝鱼腥草水或白萝卜汤。

1.按筑宾穴，能排雾霾

有人觉得，筑宾穴作为肾经上的穴位，怎么能防御雾霾呢？

实际上，肺和肾都是呼吸器官，肺管吸气，肾管纳气——肺把气吸进来后，要想吸得深，并把气输送到全身各处，就得靠肾的力量。你一吸进雾霾，首先会污染肺，随着血液循环，还会污染血液。而肾经上的筑宾穴，就是专门清洁血液的穴位。

血尿同源——干净的东西随着新鲜的血液输送到全身各处，脏的东西就通过尿排泄出去了。肾有过滤血液的功效，其中专门管过滤的一个大穴就是筑宾穴。

当我们吸入雾霾后，除了嗓子痛、咳嗽外，有时还会头昏脑涨，这是大脑受到雾霾损害了的信号。如果长期吸入雾霾，就会造成巨大的伤害。所以，我们在大脑这一块也给它竖立一块屏障，以防毒素进入。

肾经通着大脑，也通着喉咙，所以肾经上的筑宾穴就能把喉咙吸进的雾霾先过滤掉，给大脑竖立了牢固的屏障。

为什么说它是牢固的屏障？古人起名可不是随便起的，"筑"的意思是筑牢基础，什么是人的基础呢？肾为先天之本，筑基就是要让先天之本更结实、牢固，这样做我们就有根了，就能活得更长。

"宾"是宾客的意思，是帮你打实基础的宾客，是一位重要的"人物"。筑本身是一件器物——杵，即捣碎东西的工具。因此，筑宾就是宾客拿棒子帮你捣碎身体里的一些有毒物质，身体排不出去的毒素，被捣碎之后就能排出去了。

肾就像一张过滤网，你必须把毒素捣碎，才能经过滤网排出去。如果是大块的毒，就会在体内堆积。比如尿酸过多会形成结石，就是由于

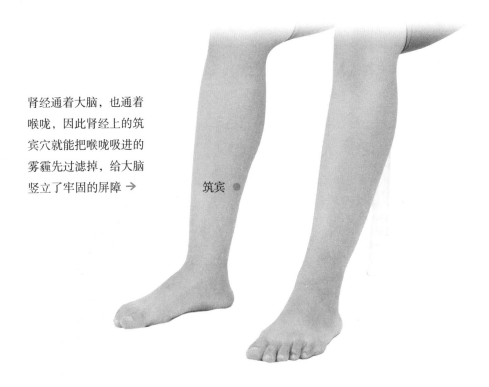

肾经通着大脑，也通着喉咙，因此肾经上的筑宾穴就能把喉咙吸进的雾霾先过滤掉，给大脑竖立了牢固的屏障 →

筑宾

毒素没有被彻底捣碎。因此，有筑宾穴这个保护神，时时刻刻为你捣碎、过滤身体里的毒素，你心里得多踏实啊！

2. 雾霾天，多揉肺经上的天府穴、侠白穴

前面，我曾给大家提到过按筑宾穴可以防御雾霾。有的朋友说，揉完以后头脑清晰了，心里也不闷了，觉得效果还不错。也有一些朋友提出这样一个疑问，生活的地方雾霾特别严重，担心只靠这一个筑宾穴，是不是有点儿"身单力薄"。

下面，我再给你多准备几个穴位，以便你随时选用，这样你对经络养生就更有信心了。

有一个朋友说，筑宾穴是肾经上的穴位，而雾霾是从鼻子吸入的，首先损害的应该是肺，那有没有调理肺的穴位？

　　正好，肺经上就有。这个穴位叫天府穴，"天"指的是鼻子，"鼻气通于天，和肺相连"。"天府"指的是专管肺的穴位，也是保护肺的一道屏障。怎么找呢？你可以用鼻子找——古人找这个穴位时，通常拿一支毛笔在鼻尖点一个墨点，然后把两只胳膊一伸，用鼻尖对着胳膊点一下，点到大臂上的位置，就是天府穴，而且每次都找得特别准。

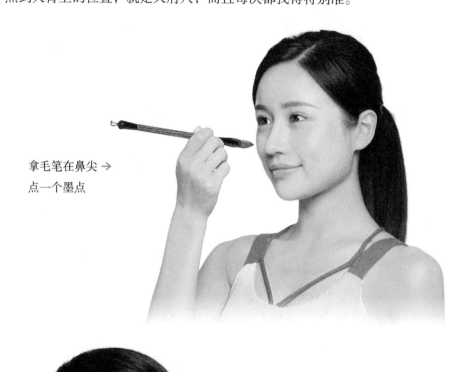

拿毛笔在鼻尖 →
点一个墨点

侠白
天府

← 用鼻尖对着胳膊点一下，
　点到大臂上的位置，就是
　天府穴

如果遇到雾霾天，你感觉有点儿胸闷，揉揉天府穴，很快就会觉得心里开阔、舒服了。

再告诉你一个穴位吧，让你对防雾霾的信心更足一点儿。古人已经给咱们指明了——在天府穴下方一寸的位置，有一个穴位叫侠白穴。

"侠"是大侠的侠，侠客的侠。指这里有一位"侠客"，它是肺的保护神。"白"代表肺，肺在五色中属白。因此，单看名字就知道，侠白穴是保护肺的一个大侠客。遇到雾霾天，侠白穴"大侠"会帮你把雾霾抵御在外，即使雾霾已经入侵到身体里，也能帮你把这些有害物质清除出去。

有这么两个大穴作为抵御雾霾的两道屏障（雾霾天时揉这两个穴位，会更敏感），再加上你出门之前，可能戴上双层口罩作为外在的保护，这样你的心里是不是就踏实多了。

3. 吸了雾霾，多喝鱼腥草水或白萝卜汤

有人说，揉穴位是一方面，但还想了解更全面的防御雾霾方法，比如想吃点或喝点什么来防御雾霾侵入身体。

有一个药食同源的植物叫鱼腥草，也叫折耳根，既能消炎，又能利咽、止咳，还能帮你清除堆积在肺里的脏东西。你平时就可以煮点儿鱼腥草水喝，干鱼腥草行，鲜的也行。

有人不喜欢鱼腥草这个味道，那咱们就换一种食物——白萝卜汤。白萝卜汤是专门补肺的，能化痰理气。做法很简单：把白萝卜切成片，煮一煮，然后喝汤。喝完以后，你会觉

↑ 鱼腥草

得痰化开了，气也顺了。

如果你胃寒，也能喝白萝卜汤——在白萝卜汤里加两片生姜，既暖胃又散寒。尤其在冬天，你喝完以后会感觉浑身舒服，气也顺了，不但能防御雾霾，还能预防感冒。

其实，对所有东西来说，都要做到自然而然，不用勉强，喜欢就接受它，不喜欢还有另外的选择。虽然现在雾霾很严重，但上天有好生之德，同时也赐予了我们很多预防雾霾的"宝贝"——显而易见地在我们的胳膊上、腿上摆着呢，只要我们心存感恩之心，就能发现它们。

人必须有感，感很重要。感动、感恩，"感而遂通"，只要你心里有感觉，就能真正了解古人的良苦用心，才能跨过时空，与古人在心灵上息息相通，获得古人给我们存留的能量。

因此，我们对自己、对老天都要充满信心，如是，我们对任何事就心无畏惧，可以坦然面对了。

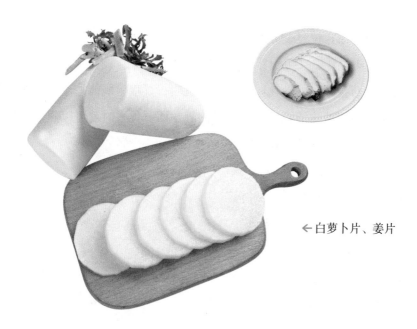

←白萝卜片、姜片

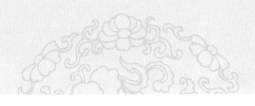

第十二章

带"风"的都是治病奇穴

· 受点风就咳嗽、感冒，在风门穴按摩、拔罐、艾灸，效果最好。

· 小腿抽搐，按揉腿上的风市穴很管用。

· 凡是脾胃不好的人，吃完饭请赶紧揉箕门穴。

1. 受风后咳嗽、感冒，
刺激风池穴、风门穴，比吃药管用

随着天气逐渐转凉，风也逐渐吹起来了，有人特别怕风，想知道有没有防风的穴位。有的，你可以在头上找风府穴、风池穴。

上学的时候，咱们经常做眼保健操，眼保健操中就有按揉风池穴，一揉，你就会觉得眼睛发亮。

其实，风池穴是一个防风的要穴。"池"的意思是清浅的风，也就是说，风刚来的时候比较小，这时赶紧揉风池穴，连带着用手搓到后脖子上的风府穴，风就进不来了。

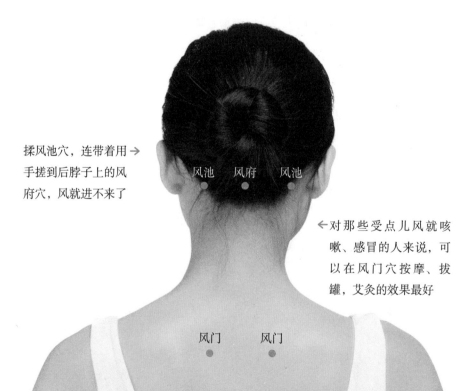

揉风池穴，连带着用→
手搓到后脖子上的风
府穴，风就进不来了

风池　风府　风池

←对那些受点儿风就咳
嗽、感冒的人来说，可
以在风门穴按摩、拔
罐，艾灸的效果最好

风门　　风门

风池穴除了能防身体外面的风，还可预防从身体里产生的风。身体里会起什么风呢？身体的气血本来是平衡、均匀运行的，气不正常运行了，有时血少了，气就会显得相对旺一些，这时会有什么症状呢？颤动、抽搐。我们经常听到有人说"抽风"，其实就是身体有抽的、颤动的感觉。

之前有位朋友说："我的右眼皮跳了好几天了，心里挺烦的。"我说："你就揉风池穴，这个穴位很好找。"

当他揉了风池穴两分钟后，眼皮就不跳了，因为眼皮跳属于小风，揉风池穴就够了。

比较大的寒风起来时，我们后背的风门穴可以阻挡，尤其对那些受点儿风就咳嗽、感冒的人来说，可以在风门穴按摩、拔罐、艾灸。艾灸的效果最好，把热气灌进去，热气足了，寒气就被赶跑了。

风市

2. 小腿抽搐，按揉腿上的风市穴就能减轻

腿上也有风的穴位——风市穴，"市"是集市，也就是风聚集的地方。

在这里，"风"主要指内风——身体里起的风。血虚会起内风，气血不调也会起内风。酸、麻、胀、木都算内风导致的症状，如果风量大，就会产生抽搐，最后可能导致脑中风。

↑
揉腿上的风市穴，可以很好地调节内风，比如风疹、荨麻疹、抽搐、中风、震颤等症状

实际上，身体气旺血虚、血少就容易起内风。

在中医里，肝主生气。假如你有时候突然一下暴怒，肝就生了很多气，这时身体的气就显得足了，相对来说血就少了，就会产生内风。人就会抽搐，甚至有时昏过去，就抽风了。这些情况属于肝风内动。

上面的例子比较极端，实际上肝风内动后还有一些比较浅的症状，比如酸、麻、胀、木。酸是气血要过去，但还没过去的状态，也就是说，气血处于一个饥饿的状态；麻是气少，血也少；胀是气有余，血不足；木是气没了，血也没了，气血都过不去了。

总而言之，**内风可以说是人体气血的不平衡——气过于旺、血略虚造成的一种气血不调和、气乱的感觉。**

中医里还有一句话叫"血行风自灭"，就是说血一旦运行起来，血多了，风就止住了。因此，揉腿上的风市穴，可以很好地调节内风（运行不正常的气）导致的症状，比如风疹、荨麻疹、抽搐、中风、震颤等。

风市穴是胆经的要穴，很好找，你立正站直，双手就会自然并拢在大腿外侧的裤线上，终止点的位置正好就是风市穴。

3. 脾胃不好的人，吃完饭赶紧揉箕门穴

再说一个更大的与风有关的穴——箕门穴，但它的名字跟"风"无关。

"箕"有簸箕的意思，可以帮助你清运身体的垃圾，就是一个清理垃圾的穴位，这是表面意思。实际上，箕可是一位大神——神话中的风神，天上二十八星宿之一，也被称为风伯。为什么叫风伯？因为这是一个白胡子老头，平时的姿势是左手拿着风车，右手拿着蒲扇，要刮风的时候就拿蒲扇扇风车，风车一转，风就刮起来了。

箕门穴很好找，你可以站立把双手放在大腿正面上方，然后把五指分开，指尖往下推向膝盖（大拇指从上推到下边的一条线，就是脾经的循经

线路), 这时大拇指尖所处的位置, 正好就是箕门穴。

说了这么多, 这个穴位到底有什么作用? 怎么用一个神的名字来命名呢?

风在五行里属肝木, 隐含着肝的能量, 但它为什么在脾经上? 这就是说, 脾在这个地方要借助肝的能量运行。"肝为将军之官, 脾为仓廪之官", 脾作为 "运粮官", 有时能量不足, 就需要向肝借。在哪块借? 在箕门穴借。一摁一揉箕门穴, 肝的能量就移到脾上, 就把脾里的湿浊给消减了。

一定要记住, 凡是脾胃不调, 吃完饭肚子经常胀, 尤其吃点儿肉就不消化的人, 吃完饭赶紧揉几下箕门穴, 没多久肚子就开始咕噜了, 然后肚子里的东西就能很顺畅地消化。因为, 箕门穴是一个专门清理脏腑里脏东西的大穴。

↓ 把双手放在大腿正面上方

↓ 指尖往下推到膝盖, 这时大拇指所处的位置, 正好就是箕门穴

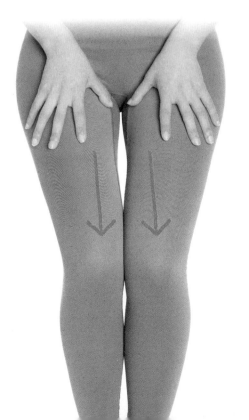
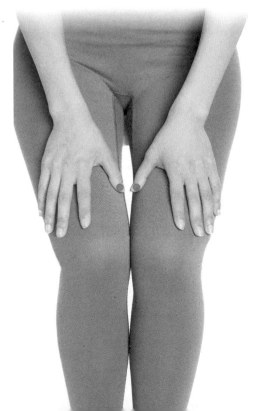

4. 章门穴，不仅疏肝，还能健脾

有一个跟箕门穴对应的，也是起调和作用的穴位，在两肋边缘，叫章门穴。它虽然是肝经上的穴位，却也是脾经的募穴（"募"是能量聚集的意思）。

前面说过，脾需要能量时，就会向肝要，正好章门穴是肝、脾能量转化的地方（有些中药，比如逍遥丸，就是把肝多余的能量转到脾上，这叫"损有余而补不足"）。

身体的能量在身体之间可以自行调和，然后达到一个平衡状态。因此，你以后要多揉章门穴，不仅能疏肝，还能健脾。

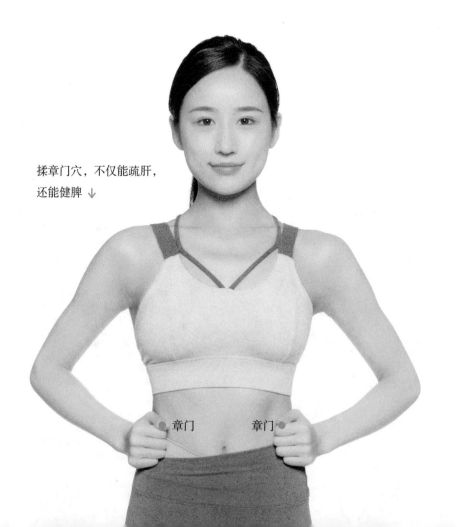

揉章门穴，不仅能疏肝，
还能健脾 ↓

章门　　　　　章门

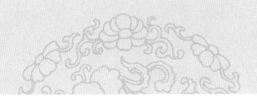

第十三章

常按昆仑穴、尺泽穴，
降血压，走路有劲

· 脚上的穴位最接地气。

· 庄子说的"真人之息以踵，众人之息以喉"有什么大智
慧？头脑发热，想得过多，睡觉不踏实，在脚上的昆仑
穴上拔罐，按揉手肘窝边上的尺泽穴就行。尺泽穴还是
一个降血压的穴，按揉后效果很明显。

1.脚上的穴位最接地气

说到经络养生，什么东西最接地气呢？脚上的穴位最接地气，比如脚上有一个大穴叫昆仑穴，一听就有点高山巍峨的感觉。

昆仑穴包含着一个道理——头病治脚。昆仑穴治头上什么病？头脑发热，头重脚轻，头晕目眩……反正只要是头上有火的病，它都能调理。晚上你如果头脑发热，想得过多，气血都涌到头上了，肯定睡不踏实，所以要把这个气引下来。昆仑穴，就是可以把气降下来的这么一个大穴。

庄子说过一句话，"真人之息以踵，众人之息以喉"。什么意思？真人就是懂得养生之道的人，他深吸一口气能吸到昆仑穴那里。而一般人吸气都特别浅，就到喉咙这一块。当然这种说法有点夸张。

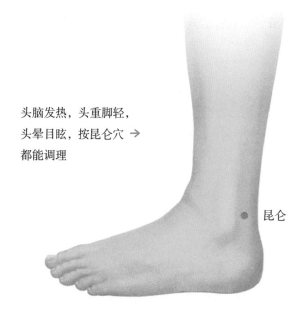

头脑发热，头重脚轻，
头晕目眩，按昆仑穴
都能调理

昆仑

为什么要讲究气沉丹田，腹式呼吸？就是为了能把气多吸收点。圣人说，真人能把气吸到脚后跟，很多人觉得不可思议，说脚后跟那也没什么呼吸器官，怎么吸的？实际上，圣人说的是把气吸得很深，气引着血液就能够冲到脚那去了，是这么一个意思。

如果我们的气血总是能够从头到脚灌溉全身，人就长寿。但很多人岁数一大，会发现这气吸不到下边去，有的人甚至都吸不到肚子那里，总觉得气不够使，上气不接下气（上气就是肺气，肺吸进来的气；下气就是肾气）。肺管吸气，肾管纳气。纳是什么意思？就是给收纳藏起来，把好东西收藏起来，变成营养物质储藏起来。昆仑穴就是专门管收纳的。

2. 想得多，睡不好，用昆仑穴、尺泽穴来解决

昆仑穴怎么才能发挥比较好的作用呢？比如你拿大拇指摁脚后跟窝这块，松松垮垮的没什么感觉，这时候找一个小的真空罐去拔，如果一拔就掉，怎么办呢？可以在拔罐的地儿抹点润滑油，每天拔一拔，气就能引下来。

如果拔了五天了，还是一拔罐就掉，证明气离昆仑穴还比较远，得一点一点往下降，先得沉到肚子里来，然后引到膝盖上，最后才能引到脚上。

昆仑穴虽然是一个好穴位，但最关键的是你能不能把气引下来。如果气能够引下来，这个穴位就能产生非常强大的作用。

因此，我们更应该关心的是穴位背后的能量，只有把能量激发出来，引到下边来，穴位才能真正起作用。

有人说，昆仑穴好，但有时候用不上，不好用，说别人用的时候挺好，一揉昆仑穴，血压很快降下来，我用了半天也不敏感，没什么感觉。这就证明你身体的气血没有引下来，需要用一些其他的穴位来帮助一下。

气血为什么没按你希望的引下来？因为很多时候半路上被截住了，需要有一些额外的推动的力量。

实际上，在胳膊肘有一个穴位，跟昆仑穴互相协助，这个穴位平时我们只要多揉揉，就可以让气降下来。

这是一个非常宝贝的穴，能让我们的心情随时保持平和。比如心里有点愤愤不平、头脑发热、要起急，只要揉它，心里马上就觉得平和许多。

什么穴呢？尺泽穴。

尺泽穴怎么找呢？当我们量血压，胳膊伸开屈肘的时候，肘窝大拇哥这侧就是尺泽穴。

为什么我说量血压的时候找这个穴位呢？因为尺泽穴本身就是降血压的，而且效果还很明显。

血压高，就是上实下虚，虚火上头了，我们要把火降下去，尺泽穴正好就是一个降火的穴位。

● 尺泽

你每天出来走路的时候，或者在那里站着等人，或者在地铁上，随时都可以揉揉尺泽穴，揉这个穴位，心里会觉得很踏实。

回家的时候，再揉一揉昆仑穴，你会发现昆仑穴是一天比一天揉得敏感，一天比一天揉得有劲。揉了几天以后你会发现，走路的时候脚比原来有劲……

什么原因呢？气血被引到脚上去了。

只有源源不断地把气血引到脚上去，脚才不会衰老，人才有根，人有根就能活得长寿。

↑
揉尺泽穴，心里
会觉得很踏实

第十四章

揉水分穴、璇玑穴，排毒、顺气两不误

- 水分穴是任脉的大穴，是帮助身体分清泌浊的中转站。

- 将两个中指合并在一起，一起往下推揉或者戳按水分穴（肚脐眼上边一寸），一会儿就想小便，排毒的效果非常好。

- 璇玑穴是任脉上的要穴，在嗓子眼下边一寸的地方，也是天上两颗星星的名字。如果你的嗓子哑了或者疼痛了，只要有不舒服的症状，就可以将五个手指头攒在一起，像一朵梅花一样来点此穴。

1. 身体新陈代谢的"中转站"——水分穴

本章给大家讲一讲水分穴和璇玑穴。这两个穴都是任脉上的两个大穴。水分穴在肚脐眼上边一寸。

水分是什么意思？水就是水谷、精微，就是人体的养料，合叫水谷精微。水分，就是养料在这里分清泌浊，也就是说，养料在这里分道扬镳了。

怎么解释分道扬镳呢？就是好的东西、营养物质、精华部分归小肠了，剩下的糟粕部分，一个走了膀胱，一个走了大肠，也就是水归膀胱，食归大肠，浊气下降，清气上升，就是这么一个过程。水分就是一个中转站，一个分清泌浊的中转站。

为什么要强调这个穴位？因为前面咱们说了，肚脐下六个穴都是大补的，补我们先天之本——肾的。可是补之前一定要记住一个原则：不通不补，先通后补。什么意思呢？就是你要想把干净的东西引进来，得先把脏的东西清除出去。比如说你想往池塘里引入清水，得先把淤泥清一清，不然清水引进池塘后，仍然是污水。

再举个例子，别人送你明前龙井，好茶叶，你说给我倒杯子里吧，可是杯子里还有半碗剩茶没倒掉，新茶倒进去，两个混在一起，这新茶就不新了，也就不是什么明前的了。这是一个原则——补之前需要清。

为什么《黄帝内经》总强调疏涤五脏？就是疏导五脏，涤是洗涤的意思，就是先得把五脏的脏东西洗出去，好东西才能真正地引进来。这叫浊血不去，新血不生。比如说身体伤口为什么总不愈合？因为新鲜血液没有过来，好肉不能长上。你得先清创，脏的东西得先去除出去，然后好血才能引过来。

怎么揉这个穴位呢？你就用中指，将两个中指合并在一起，就像那

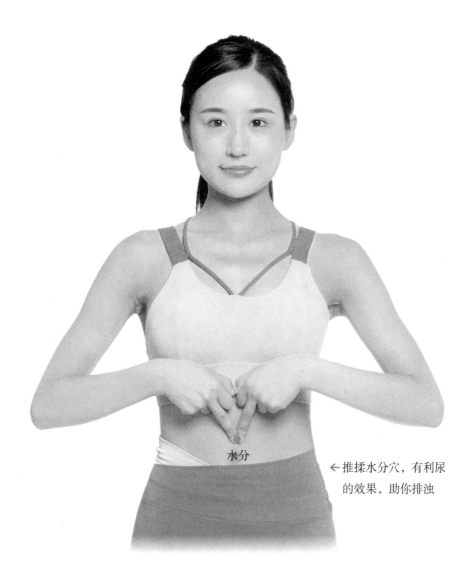

水分

←推揉水分穴，有利尿
　的效果，助你排浊

钢笔尖一样，变成一个点，一起往下推揉这个水分穴——肚脐眼上边一寸的地方，往下一推一点地揉，也叫戳按。

为什么叫戳按呢？就是一点一松，再一点，有点震动、冲击的意思。冲击这个穴位后，通常很多人一会儿就想去小便，有一个利尿的效果，也就是帮助你排浊了。

2. 天助之力——璇玑穴

在我们身体的任脉上，有一个宝藏穴位——璇玑穴。璇玑本是天上的两颗星星，一个叫璇，一个叫玑。

璇玑穴本身没有什么解释，但是我在实践过程中，体会到它有一种天助之力。

我认为，这个穴位是帮助我们调和气道、食道的。气道在中医里叫天道，食道叫地道，璇玑就是调和人体天道、地道的。

人体天地两道不调和会有什么问题呢？最明显的就是你吃饭经常会噎着、呛着，这是最明显的一个不调和状态。因此我们经常揉一揉，点按一下璇玑穴，就能让气道通，食道顺，就天地相合了。

璇玑穴在哪里呢？在嗓子眼下边一寸的地方。这个位置正好是女士戴项链、吊坠的位置，也是男性系衬衫第二个扣子的位置。

为什么给穴位起这么一个名字？这个名字不是随便起的，就像中医最崇尚的药王爷孙思邈说的那样，"名不图设"，名不是乱起的，皆有深意，你要从表面的意思找到它里边深刻的含义。

为什么叫璇玑？里边有另一层深意，《康熙字典》里解释，璇玑是天上的两个星星。璇是北斗七星的第二颗，第三颗星星叫玑。

天上的两颗星跟任脉上的这个穴位有什么关系？是因为璇玑穴在咽喉下边占据了重要的位置。是什么重要的位置呢？因为咽喉就是两个要道，一个是咽，一个是喉。咽是胃的通道，食道的出口；喉是肺的通道，是肺气的出口。璇玑穴管控这两个要道，就相当于有两颗星星在这里把守，而且这两颗星星在天上都叫魁星。魁，就是很有能量的星。而且璇玑本身有调和、周旋的意思，在咽喉这里周旋什么？让你气顺，让你的食道通畅。

大家通常会有这种经验，比如吃饭的时候又说又笑，呛着了，或者吃饭急，没喘气，结果噎着了。这是什么原因？气道和食道不调和。

　　什么叫调和呢？吃饭的时候是食道张开，气道闭上；呼吸的时候是气道张开，食道闭上。这俩不能同时张开，不能同时闭上，同时张开就呛着了，同时闭上就噎着了，因此这里需要调和。

　　另外，咽喉这个地方经常会有一些症状，比如嗓子哑了或疼痛了，有时候你也分不清到底是食道还是气道的事，没关系，咱们就揉璇玑。

　　怎么揉？怎么揉都行。跟你分享一个比较简单的方法，就是你把五个手指头攒在一起，相当于一个鹰嘴状，然后你就敲或者点揉璇玑穴。一敲，很痛，就证明这里有不调和的地方，经常揉一揉、敲一敲，让这个气脉调和，食道、气道会很通畅。

　　讲到任脉上的璇玑穴，想说明什么呢？就想说明身体上随处都有宝贝存在，而且是百药俱全、与生俱足的。你知道这个就有信心了。甭管什么问题，相信自己身体都有像璇玑这样的守护神，这样的宝贝，这样的"玉石"来给我们提供解决之道。知道了这个心里就知足了，也就真正理解老子在《道德经》中说的那句话——"知足之足，常足矣"。

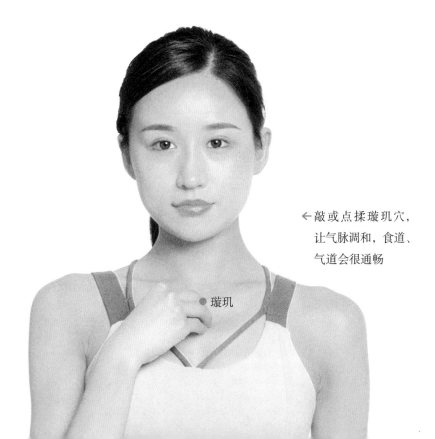

←敲或点揉璇玑穴，
让气脉调和，食道、
气道会很通畅

●璇玑

第十五章

人体自有"琼浆""玉液"——
承浆穴、廉泉穴

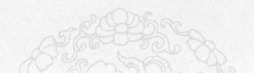

· "琼浆"是大补先天之本——肾的,"玉液"是大补后天之本——脾的。承浆穴就是生产"琼浆"的,在嘴唇下边;廉泉穴就是生产"玉液"的,在脖子的下坡上——思考问题时,食指和拇指捏在嘴唇下和下巴上的位置。

· 每天按摩这两个穴位,琼浆玉液就都产生了。琼浆玉液产生后,你就把舌尖抵住口腔上腔,然后把它一点一点给咽下去,就当喝一种名贵的天然养料。如果每天能喝这些琼浆玉液,那你的身体和精神就会越来越年轻。

· "天行健,君子以自强不息。"为什么《易经》要写这么一句话?因为人是可以自强不息的,自强不息的能量,就来自我们自身。求人不如求己,我们每个人都可以靠自身的能量,打造一片天地。

1.什么叫"琼浆玉液"？

什么是我们身上的宝贝呢？通常我们觉得对身体有补益的东西就是我们的宝贝。因此日常生活中，我们总愿意进补，哪个名贵、稀缺，就认为是好东西。

实际上补的东西有一大问题，就是越补的东西，营养价值越高的东西，也就越难吸收。补不是一下就补进去了，而是你得先用自己的气血把它消化掉，然后才能进补，才能变成你自己的。如果你的消化能力弱，不能消化，就叫虚不受补。因此你愣往里补，补的东西反而成毒素了，在身体里消化不了，堆积起来了。

有没有一种不经过消化，直接能吸收的养料？如果有，咱们就直接补这个原汁原味的东西，不用吸收就能变成自己的气血。

世上有这样的东西吗？

实际上，凡是原汁原味的东西，都是身体里固有的，你把身体里固有的东西给自身，就最容易消化，最容易吸收。

那什么是身体里原汁原味的东西呢？就是身体自然产生的养料。身体都产生什么养料？比如说我们要喝琼浆玉液，身体有没有琼浆玉液？

其实，身体的琼浆玉液，古人早就给我们找出来了。

琼浆叫唾，是由肾精产生的养料；玉液叫涎，由脾产生。它们能促进消化吸收，合起来就叫琼浆玉液。

这两种养料你只要能时时产生，然后时时供应身体，就叫自给自足。

什么叫求人不如求己？就是孔子说的"躬自厚而薄责于人，则远怨矣"。"躬自厚"，什么事自己能干就自己干；"薄责于人"，不求别人帮自己把这事办了；"则远怨矣"，只有这样做，别人才不会埋怨你，你也不会抱怨别人做得不好，大家都调和，心情都愉悦，这样才能真正健康。

但这个前提是什么？我们能够自给自足。要想自给自足，就得找到身体里固有的宝贝，也就是能够让我们时时自助的东西，自助而后天助，我们就有福气了。

什么是自助的东西？琼浆和玉液，一个是唾，一个是涎。

2.身体如何自产"琼浆玉液"？

我们的身体怎么产生琼浆和玉液？这时就需要找到两个能激活"琼浆玉液"的神穴。第一个在脖子下巴颏儿，还有一个在嘴唇下边，它们在一条线上。

什么时候会不知不觉地激活这两个穴位呢？当你思考问题的时候，沉思的时候，看书看得津津有味、废寝忘食的时候，这时我们经常会有一个下意识的动作，就是用食指和拇指去揪下巴颏儿，好像在思考，实际上就是在揪。如果是年长者，就会边看书边揪这里的胡须。

实际上，食指的位置就叫承浆，拇指这个位置就叫廉泉。廉泉是生脾之液——涎的，承浆是生肾之液——唾的。一个下意识的动作——用大拇指捏脖子下坡下边，用食指捏嘴唇下边，同时一捏，琼浆玉液就都产生了。

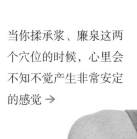

当你揉承浆、廉泉这两个穴位的时候，心里会不知不觉产生非常安定的感觉 →

承浆
廉泉

琼浆玉液产生以后，你就用舌尖抵住上腭，然后把琼浆玉液一点一点地咽下去，就当一种名贵的天然养料喝下去。如果每天能喝这些琼浆玉液，那你的身体就会越来越好。据现代科学研究，这些琼浆玉液里含有提高免疫力的法宝。你每天按摩这两个穴位，然后把产生的琼浆玉液咽下去，就达到了补养的作用。

为什么叫廉泉？廉是清廉的廉，把不清的东西变清叫廉，廉泉就是清泉的意思。另外，脾之液叫涎，但它不是什么时候都是养料。只有当你按揉廉泉这个穴位产生涎的时候，它才是一种营养。当你睡觉时不自觉流下的口水就不是养料，而是湿浊，成分都不一样。

通过揉廉泉，不但能产生有营养的清澈之泉，还能把原来污浊的东西化解，这样你睡觉的时候就不再流口水了。

为什么叫承浆？浆是唾液，唾是肾之液。为什么叫承？站在底下，接到上面的东西，才叫承。肾之液的这种能量是从哪来的？它不是从任脉底下来的，而是从后背督脉经过头上来的，它是往下灌注的，它是督脉的能量。督脉的能量是天之能量，阳气的能量。

廉泉的能量是从任脉上来的能量，这两个能量一合，人就气定神安。为什么？阴阳相合，人就定住了。当你揉承浆、廉泉这两个穴位的时候，心里会不知不觉产生非常安定的感觉。现代医学也研究了，用针刺和按摩廉泉穴、承浆穴，会使人产生很强的镇定效果。甚至对很多疼痛的人，揉这两个穴都有镇痛的效果。为什么？一方面是阴阳相合了，阴阳相合，心就定；另一方面，给人体补助了营养物质，能量就增加了。

因此，人的能量是可以自给自足的。为什么《易经》要写这么一句话——"天行健，君子以自强不息"？因为人是可以自强不息的，自强不息的能量，就来自我们自身。求人不如求己，我们每个人都可以靠自身的能量，打造一片天地。

圆满人生：
"生、长、收、藏"

第十六章

一年分为四季，
人的生命也分为四季

· 在大自然里，小树往上长，老树往下长，即使是春天，小树往上蹿，老树也是长树根。我们仔细观察，真正特别大的老树，不是一下子长到看不到顶，而是长到一定高度后往宽了长，这是老树的养生之道。而小树得先长高了，到一定程度再往下长。

· 什么是年轻人的生长之法呢？年轻人长枝叶，就得练四肢，跑步，做一些比较强烈的运动。

· 什么是中老年人的生长之法呢？中老年人应该长树根，就得练五脏，练骨髓了，要"弱其志，强其骨"了（其实，《道德经》里的"弱其志，强其骨"不是给年轻人说的，而是讲给岁数大的人听的）。

· 所谓自求多福，所谓养生，其实就是顺应天时地利人和，依岁而养。

1. 圆满的人生：该生时生，该长时长，该收时收，该藏时藏

什么是生呢？春天是生。对人来讲，就像小孩，能量是往上长的，但对中老年朋友来说，身体的能量不是往上长，而是往里收的。如果弄反了，就是在损耗身体。

一年分为四季，其实，人的生命也分为四季，年轻的时候是春季。春季的时候，你不要采用"引血下行三部曲"来保健身体；岁数大了才用这个方法，才养生。

养生是什么？春生、夏长、秋收、冬藏。"引血下行三部曲"是为秋收、冬藏用的。为什么说小孩不灸足三里穴呢？因为足三里穴是往下降气的，小孩正在生长，你给他灸足三里穴就不长个儿了。

圆满的人生是什么样的？该生的时候生，该长的时候长，该收的时候收，该藏的时候藏。

2. 年轻时，要学会"生长之法"；中年后，离不开"收藏之道"

四季对应着人的年轻到衰老。年轻的时候，我们就用年轻的生长之法；衰老的时候，就用衰老的生长之法——收敛、收藏。

大自然告诉你秋冬是让你收的，可是你不听，秋冬时还在使劲锻炼，往外散，不往里收，那必然衰老得很快。

什么是年轻人的生长之法呢？年轻人长枝叶，就是练四肢，得跑步，

做一些比较强烈的运动。

什么是中老年人的生长之法呢？中老年人应该长树根，就得练五脏，练骨髓了，要"弱其志，强其骨"（其实，《道德经》里的"弱其志，强其骨"不是给年轻人说的，而是讲给岁数大的人听的）。

所谓自求多福，所谓养生，其实就是顺应天地人，依岁而养。

比如春天了，春天是肝气旺，要生发的季节，但春天还有肃降的一面。又比如夏天，夏天有骄阳似火的时候，还有阴雨连绵的时候，因此人在夏天，既要适应夏天的骄阳似火，还得适应夏天的阴雨连绵。

另外，虽然夏天是"长"的季节，我们也不能一味地"长"，也得"收"和"养"，得根据你自己身体处在什么状态而定，假如你都60多岁了，你还"长"——往上升阳行吗？得往里守阴了。

在大自然，小树往上长，老树往下长，即使是春天，小树往上蹿，老树也是长树根。我们仔细观察，真正特别大的老树，不是一下子就长得看不到顶，而是长到一定高度后往宽了长，这是老树的养生之道。而小树得先长高了，到一定程度再长树根。

对中老年人来说，即使在春天，也不能往外面生发，也得养树根——五脏，而不是养树叶跟枝杈——四肢。

总之，我们要记住，中老年朋友，请一定不要机械地按照"春生、夏长、秋收、冬藏"的规律来养生，一定要以"收""藏"为主。

其实，"长"不是只往上长，也可以往下长；"发"不是只往外发，也可以往内发，往外发就是往筋、骨上发，往内发就是往五脏上发。

这样，我们才可以达到长养久安的目的。

第十七章

衰老是大部分慢性病
迁延难愈的根源

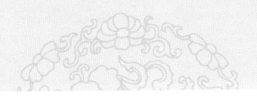

· 衰老是大部分慢性病久治不愈的根源，很多慢性病都是
衰老带来的。

· 衰老，既是从脚开始，又是从脑开始。

· 如果头重脚轻，就要先养脚；如果头轻脚重，就要先
养脑。

· 像小孩一样蹲着，蹲着走；散步时全脚掌着地；叩首
法……都是抗衰老极有效的锻炼方法。

· 叩首法除了能防止衰老外，还能减轻脸部色斑，减缓掉
发，还能调治慢性鼻炎，更是一个静心的好方法……

1. 人老是脚和头先老

前面说过经络养生的三大好处——"决死生，处百病，调虚实"，其实，大家最关心的是防衰老这个话题。而经络养生的一个总方向，就是防衰老，减缓衰老，这是我们最终想要达到的目的。

为什么这么说呢？因为衰老是大部分慢性病的一个根源，也就是说，很多慢性病都是因衰老产生的。有了这个认知，知道了疾病的源头，那咱们就可以逆向思维——如果能够防止衰老，那些因衰老而导致的很多慢性病也就不治而愈了。

要防衰老，我们得知道衰老从哪儿衰，从哪儿老。通常，大家都说人总是先老脚，先老腿，这是一方面。还有人说人老了，脑子不好使了，一件事刚说完，扭头就忘了。人总是又老脚又老脑。

要防止衰老，我们是先调脚还是先调脑呢？这也是因人而异的。因为有的人是头重脚轻，为什么脚轻呢？脚上气血不足了。为什么头重呢？浊气在冲撞头，气血不往下走，都冲到头上来了。

如果你平时头重脚轻，就得先让脚的气血充盈，先得养脚。还有的人走路或一站起来脚发沉，头发晕，觉得脑子空空的，这样的人得把血液引到头上去，首先要防止脑部的衰老。

知道了防衰老要从脚和头两个点开始，那么，我们就要把气血引到脚上、腿上、头上去。

2.经常做"小孩蹲"，就能让脚、腿的气血充足

有一个防衰老的好方法，非常简便，就是蹲着。如果能蹲着走更好。

什么叫蹲着走，谁爱蹲着走？你看三四岁的小孩，就爱蹲着，蹲着看蚂蚁打架、看蚂蚁搬家，蹲着玩沙子……小孩都爱做，一蹲蹲半天，什么事没有。

我们要想防止衰老，就要在行动上、举止上有类似小孩的状态。

为什么说人老了叫老态龙钟呢？因为所有的动作都跟小孩不一样了。如果小孩爱做的动作你也能做，那你就可以在肢体上防止衰老了，这是一种本能。

现在咱们就学学小孩蹲，想象一个场景：下雪了，我们正蹲在雪地里拿一根树枝在地上写字，写完后想把这字给擦了，那就得脚不离地往前错着走，把刚写的字给擦了，然后再写新的字，再擦。这就叫蹲着走。

蹲着和蹲着走，方法很简单，但为什么能防衰老呢？因为你会发现，只要这么一蹲，气血就很容易地流到腿上，流到脚上去了。

蹲着走，可以在肢体上
防止衰老 →

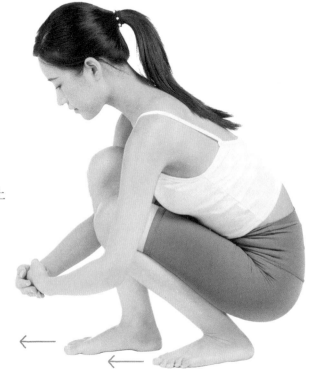

3. 每天用全脚掌着地的方法散步，也能防止脚衰老

有人说小孩蹲着走这个动作我做不了，膝盖不行，蹲不下去，但还是想把这气血往脚上去引一引，还有其他的方法吗？

有。就是散步。

又有人说，散步谁不会，不就是慢慢走吗？

对，慢慢走首先是一点。

第二个要点叫全脚掌着地，体会脚掌和地面接触的感觉。很多人平时散步的时候是用腿和腰使劲，咱们现在换一个方式，走路时腿腰就不用太使劲了，用肚子使劲，或者说是用五脏六腑使劲。说一句通俗点的话，就是用肚子走。

虽然是脚在接触地面，但脚只是着力点而不是发力点，真正发力点在哪呢？在肚子里边呢，你走路的时候用肚子使劲，然后脚不使劲，脚是放松状态。你找找这种感觉。

我们不管是锻炼也好，养生也好，养的是哪儿？练的是哪儿？主要是五脏。通过这么一走就震动到了五脏。

4. 坠足法，更是防止脚衰老的好方法

原来我讲过一个健身功法叫坠足法。很多人不明白什么叫坠足？这里，我给你讲一个简便的练习方法。

所有坠落的东西都是自由落体，因此当你的脚抬起的时候，不是脚使劲往下坠，而是想象脚自然地坠落到地上。

怎么做呢？你找一个小台阶，不是马路牙子，也就十多厘米高，你往上一站先迈左脚，咣当一下就坠到地上了。然后再换右脚，咣当又下

来了，这就是坠足法。

你可以找一个矮点的台阶练几次，然后散步的时候脚不用抬很高，就用坠足的方法来散步，很容易地就把气血引到脚上了。

只要气血引到脚上，脚上的气血足了，脚就不会衰老了。

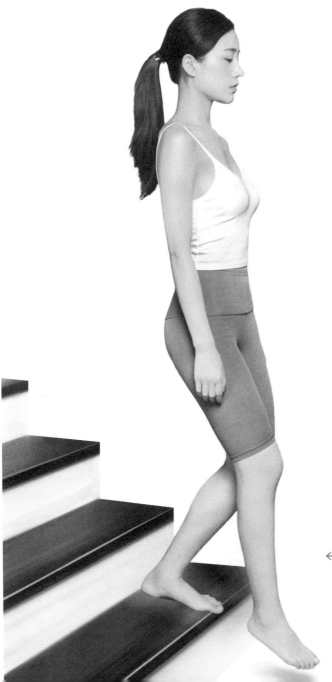

← 坠足法，只要气血引到
　脚上，脚上的气血足了，
　脚就不会衰老了

5. 好好"磕头"：让你美丽的最快方法

有人说坠足法这个动作我做不了，我一走路，走多了，走快点，头就晕，或者一蹲下后再站起来，头也发晕，脑供血不足了，怎么办？还有一个方法，更简单、更舒适，而且不管是把气血往脚上引还是往头上引，都兼顾了。

这个方法就叫叩首法，说白了就是磕头。怎么磕？跪着，趴在床上很柔软的地方，或者地板上垫个厚垫子也行，然后把两个手背重叠在一起，用头在手背上轻轻一撞，头下落的时候，也是一种半自然落体的状态。

有人问，干吗不全自由落体？全自由落体太快了。半自由落体会让你放松，不用使劲磕，就轻轻地撞一撞手背，达到目的就行了。

抬起脑袋时怎么抬呢？头别往后仰，往后仰就费力了。就是很容易地往起一抬，用后腰使劲。这一使劲头很轻松就抬起来了，之后很自然地就垂下了。

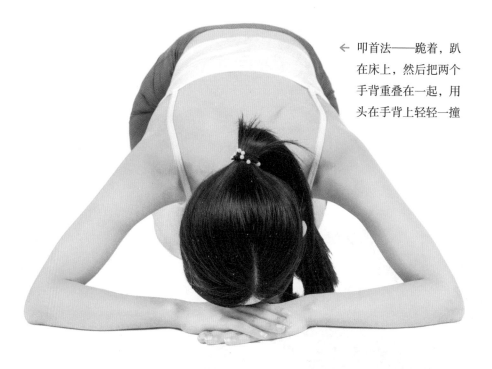

← 叩首法——跪着，趴在床上，然后把两个手背重叠在一起，用头在手背上轻轻一撞

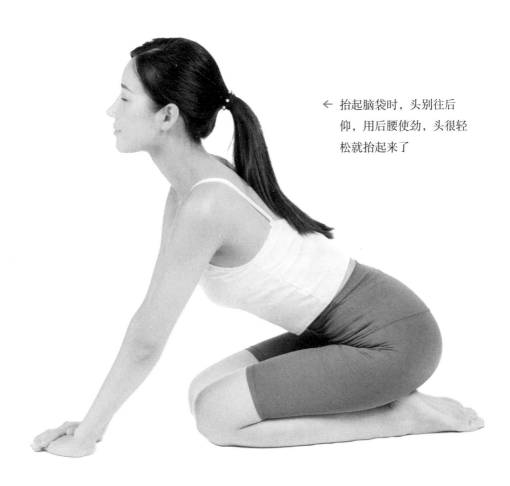

← 抬起脑袋时，头别往后仰，用后腰使劲，头很轻松就抬起来了

不用使劲磕，就轻轻地撞一撞手背 ↓

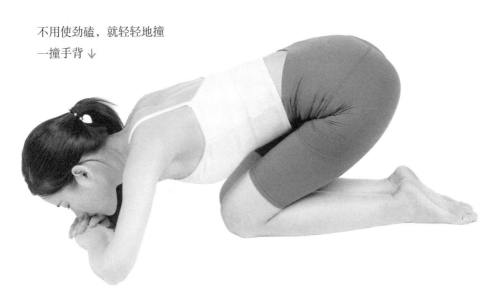

　　叩首法还有什么好处？这是让你美丽的最快方法。

　　过去一个网友有个反馈，说她脸上有过好多斑，练过瑜伽，也抹过各种霜，保健品、化妆品都用过，效果都不明显。但她叩首两个月后，脸上的斑基本上看不清了，还有美白的效果。

　　这是什么原理呢？因为练叩首，气血会顺着脊椎源源不断地把身体储备的一些能量给灌注到头上去。叩首一段时间以后你会发现，眼睛亮了，视力也提高了，原来爱掉头发现在不掉了。而且原来脸上气色不好，有斑，通过一段时间的叩首，斑祛掉了，气色也好了。

　　另外，叩首本身是一个非常好的静心方法。一叩首，自然而然地就静心了，你想不静心都不能。

　　叩首后，心里还会油然生出来一种感动。有的人磕着磕着头就会不由自主地流泪，把心中的一些抑郁就给消散掉了。

　　总的说来，叩首法主要不是为了治疗某方面的病，而是让你能预防衰老。

　　你记住了，叩首法的功效，一个是引血下行，让腿脚血液充沛；还有一个是引血上行，让头脑血液充沛。一个是养脚上的血，一个是养脑里的脑髓。头为髓之海，脑髓充盈，人到老了以后仍然会耳聪目明，神志清楚。

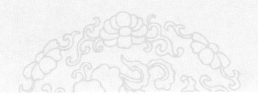

第十八章

要想老得慢，
坚持做"防衰老三部曲"

· 要想不衰老，锻炼身体时就要往五脏六腑用力。

· 防衰老，第一步"推腹法"；第二步"跪膝法""壁虎爬行法"；第三步做"金鸡独立"。

· 推腹的目的是排毒——推走肚子里的浊气、浊水、浊便。

· 跪膝的目的是养护膝盖、减肥、减少脱发、改善视力。

· 常做金鸡独立，保肾养肾，让内心宁静、强大。

1. 过度锻炼，反而老得快

生命的趋势就是奔老的方向走的。我们怎么保持年轻态呢？就得往回走，也就是老子说的"反者道之动，弱者道之用"，反就是反回来。什么叫弱？就是"柔"，婴儿最柔和，因此练习使自己柔和的一些方法，你就能奔着防止衰老的方向走。

什么是健康？健就是身体结实，康就是心理平和。身体结实和心理平和兼有了，就叫健康。

什么叫健美？就是形体方面比别人显得更有力一些，表面上看更美一些。但是，按照老子防止衰老的这种思路，健康可能是我们首要的东西，其他的你可以根据自己的心情适当锻炼就行了，因为多余的锻炼反而会加速衰老。

2. 减缓衰老，
从"推腹法""跪膝法""壁虎爬行法"开始

五脏六腑怎么才能健康？

第一你要做的，就是把气血引到脚上去。脚是人的第一个树根。当然还有一个隐形的树根在大脑上，那是之后要说的。

如果脚上的血液少了，你看静脉曲张有了，头重脚轻也来了，高血压也来了，这都是脚上血液少了的原因。

防止衰老的第一点，先让我们的脚保持年轻，就可以防止衰老。怎么做？

第一步是推腹，把肚子里的脏东西排除掉，新鲜的血液才能过来。

第二步要把新鲜的血液引到膝盖上去，可以采用"跪膝法""壁虎爬行法"。

第三步要把新鲜的血液引到脚上去，可以做"金鸡独立"。

实际上，要防衰老，关键我们寻求的不是具体的方法，而是一种思考的方向。方向对了，你的举止都是按照这个方向做的，才能防止衰老。方向如果不对，走的就是下坡路，下坡路即使走得再慢，还是往下走，你要防止衰老，就要扭转，要从下坡往上走。即使惯性是往下走的，起码你能够往下出溜一步还能往上走两步，这样才能延缓衰老。

面对衰老的时候，我们一定要知道延缓衰老的方向在哪儿。"反者道之动"，要向相反的方向走，也就是要培植我们的树根，而不是壮大我们的树枝和树叶。

• 推腹是为了排毒——推走肚子里的浊气、浊水、浊便

推腹法实际上非常简单，在推腹之前，咱们先把手想象成两个小铲子，推腹就是连推再挖、由轻到重的这么一个动作。

五指并拢，从心窝到肚脐眼儿这条线先推到肚脐眼儿以下；然后从上到下推左边——顺着肋骨边缘往下推，推到大腿根这个位置，推完左边再推右边。

推的时候，我们一定要记住不是在皮上推，而是要推到肚子里。

有的时候你推，感觉手下是一个气团，一推，这个气团在动，把它推散了，可能你就会打嗝、放屁。有时候一推咕噜直响，好像是一个水槽，这就是肚子里的湿浊，也要把它推散，推散后，肚子会咕噜咕噜响，然后尿就增多了，肚子里的湿浊就随着尿排泄出去了。还有一推推不动，好像是一个硬结，如果硬结在左小腹下，可能你有便秘等情况，好好推一推，能促进大便通畅。还有一种情况，有硬结表示此处气滞血瘀，好好推一推，硬结就慢慢化解掉了，就觉得肚子宽松了，原来肚胀，吃不

下饭的感觉都没有了，而且肚子一宽，心也就宽，睡觉也踏实，心情也愉快。

推腹法不难做，只要我们每天推个五分钟，就足够了。有人说五分钟我都推不了，那每次你就推个30下、50下，也可以。另外，推的时候最好把指甲剪平，这样不至于损伤肚皮。有人说自己推腹没劲，那你可以把手掌心搓热，然后绕着圈揉肚子，同样会有很好的效果。

其实推腹是一个概念，攥拳推、用掌推或者借助一些小工具来推，都没问题，怎么推都可以。关键是要想着推腹是为了什么目的。

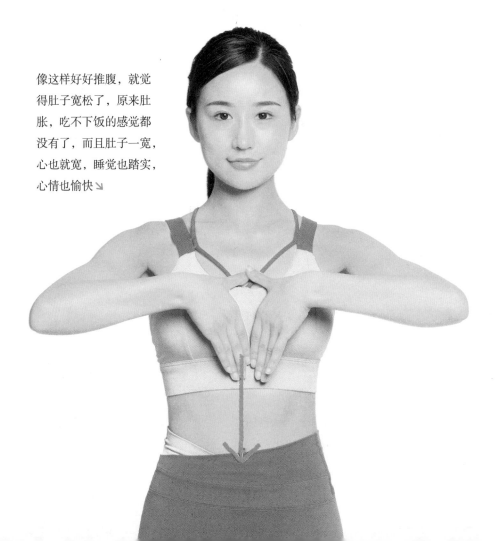

像这样好好推腹，就觉得肚子宽松了，原来肚胀，吃不下饭的感觉都没有了，而且肚子一宽，心也就宽，睡觉也踏实，心情也愉快↘

● **跪膝是为养护膝盖、减肥、减少脱发、改善视力……**

跪膝主要是把气血引到膝盖上去，对膝盖进行养护，同时加强身体的气血循环，把身体里的一些废物带走。

跪膝的好处有很多，有的人跪膝后视力得到了改善；有的人原来脱发，跪膝后头发重新长起来了；还有一些人通过跪膝把肚子上的赘肉减下去了（要想减肥减得快，跪膝的时候就不能光跪着了，最好在垫子上或者床上跪膝走一走，这样减肥的速度比较快，你不妨试一试）。

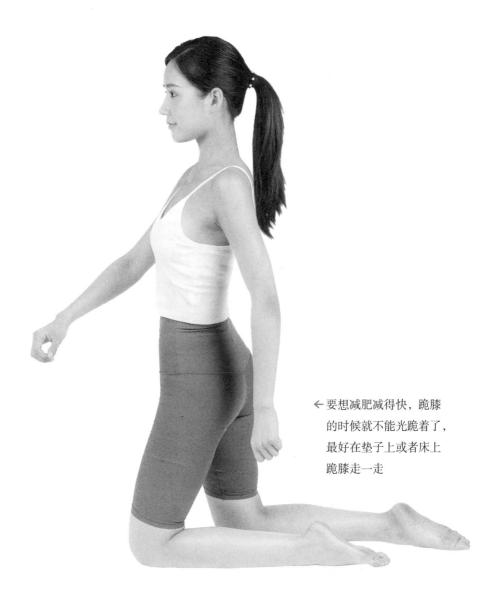

←要想减肥减得快，跪膝的时候就不能光跪着了，最好在垫子上或者床上跪膝走一走

当然，最普遍的反馈就是跪膝后把血压降下来了。

跪膝怎么跪呢？最简单的方法就是跪着，也就是静跪。古代管这个叫席地而坐。

有两种跪的方法，一种是直跪——直挺挺地跪着，然后把眼一闭，跪的地方最好铺个软垫子，或在床上、沙发上跪；还有一种是坐下跪——用臀部坐到后脚跟上。

两种跪膝法，你喜欢哪个，觉得哪个舒服就用哪种方法。

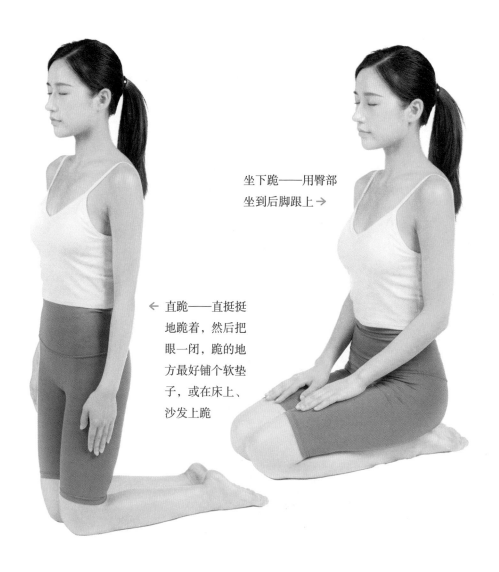

坐下跪——用臀部坐到后脚跟上 →

← 直跪——直挺挺地跪着，然后把眼一闭，跪的地方最好铺个软垫子，或在床上、沙发上跪

• 常做"金鸡独立"，保肾补肾，让内心宁静、强大

"金鸡独立"，也就是一只脚抬起来，另一只脚站着，但要把眼睛闭着。通常开始做的时候，很多人站不过十秒钟，就东倒西歪了。每次站的时间尽量长一点，天天站，站个一周两周的，就能站到半分钟左右了。

当你站到两分钟的时候，你会觉得心里非常平和。也知道脚怎么使劲了——一方面，所有的力量都集中到单只脚的脚掌底。脚掌底有六条经络，直接通着腿，你一做"金鸡独立"，这六条经络就同时锻炼了。

另一方面，常做"金鸡独立"，还能让你的精神入静。通常我们心里都有很多事，比较乱，有人打坐的时候，心里也乱七八糟的，静不下来，但是常做金鸡独立，你想不静下来都不行。它是强迫你静下来。因为当你一只脚站立的时

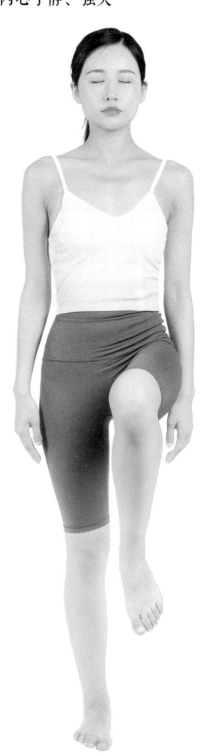

常做"金鸡独立"，一方面，所有的力量都集中到单只脚的脚掌底。脚掌底有六条经络，直接通着腿，你一做"金鸡独立"，这六条经络就同时锻炼了；另一方面，还能让你的精神入静 →

候，所有的精神都会集中到这只脚上去，稍一走神马上就站不住，你必须全神贯注到脚上去，这样心马上就静下来，想不静都不行。

通过一个简单的"金鸡独立"，就能让你全神贯注，把心静下来。心一静下来，头脑也清晰了，经络也通畅了，实际上对身体就能有一个总的调节——引血归元，把所有的气血引到脚心上去了（脚心是肾的井穴，叫涌泉穴），也就是说，把气血储藏到肾上去了，这对肾是一种很好的保养。

肾是生命的先天之本，保养了肾，就保养了我们身体的根基。因此通过"金鸡独立"这个简单的动作，就能达到保肾养肾的目的。

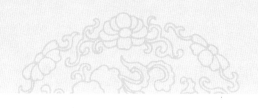

第十九章

徒手祛鱼尾纹、
肿眼皮、大眼袋

- 上眼皮肿，用"取嚏法"来消除。

- 有鱼尾纹，用手指肚梳耳朵后边侧面和太阳穴。

- 眼袋重、脖子松弛、胸脯松弛、肚子松弛、大腿上的肉
  松弛，捋脖子，敲胸脯，推腹，敲打、用掌根推大腿
  的正面，再敲打足三里穴。另外，跪坐、深蹲的效果也
  很好。

1.上眼皮肿，用"取嚏法"来消除

衰老这个话题，年轻人和老年人关注的不一样。老年人想能够多活几年，长寿一点；年轻人想状态更美丽一点，显得更年轻一点。他们的诉求不一样，根据诉求不同，经络养生其实有不同的侧重点。

有人说我早上起来，眼皮肿了不太好看，显得有点老。眼皮肿了，怎么回事？有湿气和寒气就容易肿。有一个简单的方法——早上起来取取嚏。

有人不知道怎么取嚏，其实很容易。拿餐巾纸，搓成一个小纸捻，或者拿婴儿用的棉签捅一捅鼻子，鼻子痒痒了，就打喷嚏了，流出好多清鼻涕。

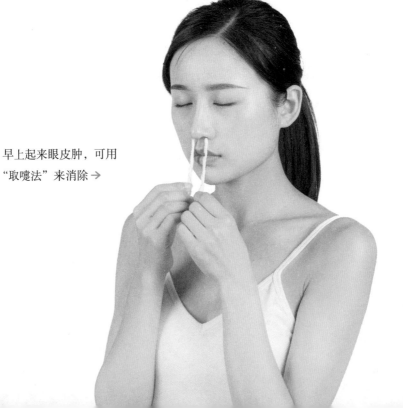

早上起来眼皮肿，可用
"取嚏法"来消除 →

你别小看清鼻涕，它把你眼里的湿浊带走了，再照一眼镜子，上眼皮的肿就消了。其实就是一点湿气和寒气堆积在眼睛上，睡一宿觉后水液代谢得不好造成的，通过取嚏法把寒湿带走就好了，就这么简单。

2.有鱼尾纹，
用手指肚梳耳朵后边侧面和太阳穴

很多人都怕眼角的鱼尾纹太多，难看。不过你要是仔细观察，会发现有鱼尾纹的地方，正好是胆经经过之处。"经之所过，主治所病"，调节胆经能专门减轻你的鱼尾纹。

平时拿手指肚多梳梳耳朵后边侧面，就是调节胆经的。然后揉揉太阳穴，完全可以防止鱼尾纹加重。

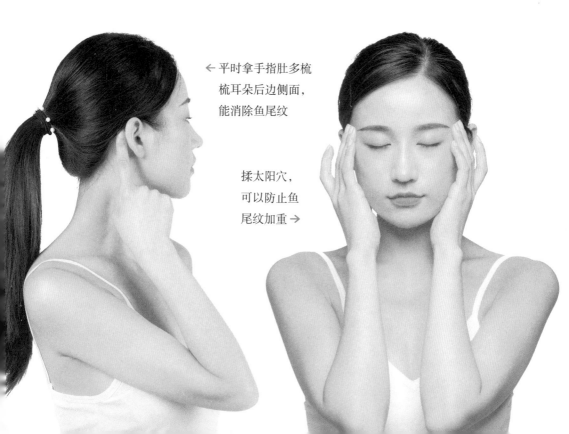

← 平时拿手指肚多梳
梳耳朵后边侧面，
能消除鱼尾纹

揉太阳穴，
可以防止鱼
尾纹加重 →

3.眼袋重、脖子松弛、胸部松弛、肚子松弛、大腿上的肉松弛怎么办?

有人眼袋挺重,很难看,也显得老。眼袋的位置通着哪条经络呢?通着胃经。

胃经比较长,从脸上一直到脖子,脖子上的肉松弛了,也跟胃经有关系。

再一看胸部、肚子也松弛了,大腿上的肉都松弛了,原来全是因为胃经气血衰弱了。此时你要多揉揉、多敲打胃经。

胃经就在身体的正面。你每天用手捋捋脖子,敲敲胸部,推腹,敲打、用手掌跟推两边大腿的正面,都是在疏理胃经。

另外,也要经常敲打胃经上的大穴足三里。但最能让人感觉持久有效的做法是什么呢?就是天天在大腿正面(胃经经过之处)敲打,用手掌跟推一推。

把臀部放在脚跟上,就这一个姿势,也是在抻拉胃经。还有深蹲,也是在调节胃经。

每天坚持这样做一遍,就可以防止眼袋、脖子上赘肉的产生和胸部、肚子、大腿肉的松弛。

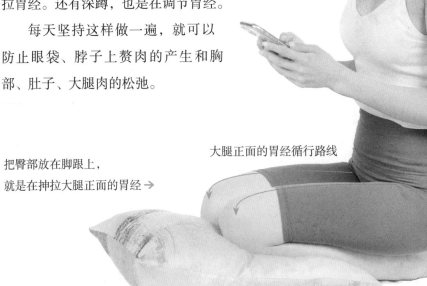

把臀部放在脚跟上,
就是在抻拉大腿正面的胃经 →

大腿正面的胃经循行路线

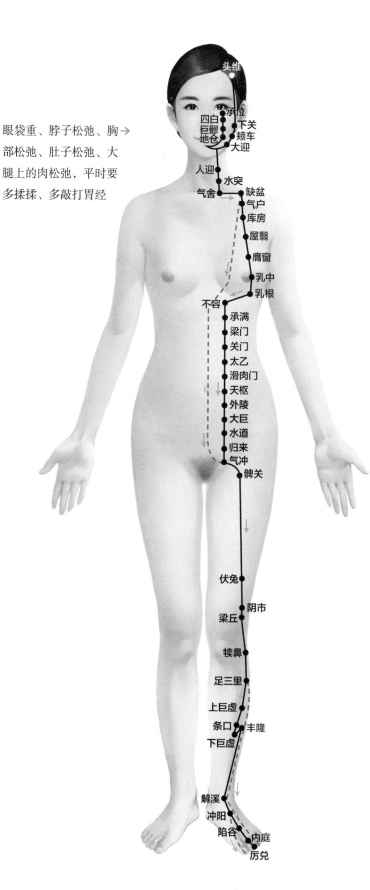

眼袋重、脖子松弛、胸→
部松弛、肚子松弛、大
腿上的肉松弛，平时要
多揉揉、多敲打胃经

头维

承泣
四白
巨髎
地仓
下关
颊车
大迎

人迎
水突
气舍
缺盆
气户
库房
屋翳
膺窗
乳中
乳根

不容
承满
梁门
关门
太乙
滑肉门
天枢
外陵
大巨
水道
归来
气冲
髀关

伏兔
阴市
梁丘
犊鼻
足三里
上巨虚
条口
丰隆
下巨虚

解溪
冲阳
陷谷
内庭
厉兑

"各从其欲，皆得所愿"：让五脏强壮

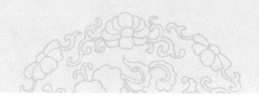

第二十章

如何让肺不衰老？

- 皮肤是否润泽、有弹性，都是肺在管。

- 要想眼白不混浊，好好调肺就行。

- 养肺养什么呢？养浩然之气，养你的正能量。

1.皮肤是否润泽、有弹性，都是肺在管

肺在预防衰老方面有什么重要作用呢？

其实，观察一个人是否衰老，首先看他的皮肤是否紧致、有弹性……这也是大家关心的"面子"问题。

肺的第一个作用：让皮肤紧致、润泽。

肺的第二个作用：理气。

比如，毛孔粗大就是肺气不清、肺气浊的缘故。

毛孔就相当于屋里的窗户，屋里空气不好，你就得开着窗户让空气流通，排除脏空气，把新鲜的空气吸收进来。

毛孔为什么粗大？因为血管里的血液缺氧，毛孔就得张开；如果血管里的血液不缺氧，毛孔就收缩了——把"窗户"关上了。

古代形容一个人容貌好，叫"貌白神清""面如冠玉"，说明这人肺气调和，看上去很清爽。这是肺的一个主要功能——美容。

肺的第三个作用：平心静气。

只要揉手心的劳宫穴，心就平和了。静气怎么静？揉肺经的尺泽穴，气就静了。尺泽穴是专门让人静气、降气的穴位，一揉尺泽穴，气就归丹田了。

●尺泽

↑
揉肺经的
尺泽穴，
气就静了

●劳宫 ← 揉手心的劳宫穴，
心就平和了

肺的第四个作用："肺主皮毛"。

皮肤松弛，就容易起褶皱，脸上、脖子上的皱纹就会明显。不管你用什么化妆品，也无法消除、遮盖脖子上的皱纹。因此，**真想消除皱纹，就得把肺好好调一调。**

有人毛孔粗大，是因为肺气浊。你不仅要调肺的气，让它足，还得让它清。不然即使你皮肤紧致，但毛孔粗大，也不美观。

2. 要想眼白不混浊，好好调肺就行

人的眼白浑浊，有血丝了，给人的感觉就不在年轻状态，而且体内有浊气。因此，想变好看，眼睛就得清亮——眼白不能混浊，最好有点儿发蓝，像小孩儿一样，那才显得目光清澈。肺就专管眼白的事。

眼睛是身体的全息代表，它代表着五脏六腑的不同位置。其中，**眼白由肺管，瞳孔由肾管**，肾气足，瞳孔就亮，就能发光。**褐色的眼球是肝所主**，比如眼睛浑浊，就是肝血不足造成的。

有人说有卧蚕（下眼睑）的人显得漂亮，卧蚕是心所主，心气足，下眼睑才好看。当然心气不足，下眼睑一大，就变成眼袋了。

3. 要想自律性强，就把肺气调理好

性格是由什么决定的？由五脏本身的特性决定。

肺属金，金的特性是直来直去、干脆，但又比较收敛。收敛是什么？就是自律，表现在大自然中，就是肺和秋天相应。秋气是肃杀的，说一个人肺气旺，就是杀伐的那部分气比较强；但秋天也对应着秋悲，如果一个人表现得很委屈，就是悲的那部分特性强。

肺气弱的时候人就会悲；强的时候，就会表现出杀伐之气。因此，

把肺气练旺了，就不至于委屈、伤悲了。

《黄帝内经·素问·阴阳应象大论》中说，"天气通于肺"。什么叫"天气"？就是先天之气——老天给的能量，非常巨大，是取之不尽，用之不竭的。如果你善于运用老天给的能量，对身体的帮助就特别大。

如何吸收使用？就要"居善地"，找好的环境。

《黄帝内经·素问·五脏生成》中说，"诸气者，皆属于肺"。如果你的肺气足，其他脏腑就会严格按照肺制定的章程走，因为肺是"治节之官"，在人体内负责治理、调节，其本身也是自律的脏腑。

在日常生活中，肺气旺的人自律性很强，比如他会早起，甚至三五点多就起来了，跑步去了。肺气旺的人就愿意早起，就愿意跑步。这是肺本身的能量使然——脏腑的能量足，身体自然就会去做；脏腑的能量不足，人往往就会用大脑、意志强迫身体去做。但是靠意志决定的事都坚持不久，而且可能会对身体产生伤害。而让其自然变强的东西，不但没伤害，还会有促进的作用。比如你肺气强，虽然早起了，而且跑步了，但跑完了更精神、更有精力，因为这是你自然而生的能量，但如果这是人为的强迫，就会受伤。

养肺养什么呢？ 养浩然之气，养你的正能量。肺气就是正能量，因为肺本身就是自律的器官。"律"是什么意思？"律"是笔直、公正。所以，肺气旺的时候，人就自律，就会公正。

养肺有什么好方法？有节奏。**做事有节奏的人，就很容易成功。**《曹刿论战》中，曹刿用"一鼓作气，再而衰，三而竭"的原理击退强大的齐军，这就是节奏的力量。同样的兵，同样的战场，同样的兵器，很有节奏和一盘散沙，最后结果就会完全不同。这其实离不开振奋肺气的作用。

4.肺是非常敏感、娇嫩的器官，必须得养

肺是嫩脏，很娇嫩的器官。比如受凉了，肺就寒，痰饮就会多（清的叫饮，稠的叫痰）；受热了，肺就浊，就会生浓痰，脸上就会长包（包是痰的一种变异形态）；饮食或者天气一燥，肺就燥，皮肤就干，大便就不通；湿气一重，就会产生湿浊，湿气上头，头就会晕；吃的东西太辣，一会儿流清鼻涕，一会儿流眼泪，一会儿出汗，会耗气；吃的东西太咸，吃完总会咳嗽……

总之，**肺是一个非常敏感的器官，必须得养**。孟子说："我善养吾浩然之气。"怎么养浩然之气？先从肺气开始养，把肺气养足了，就有了养浩然之气的基础。

其实，人生的道理并不是在年轻时就能明白的。子曰："朝闻道，夕死可矣。""五十而知天命……"**如果你一开始不明白这些大道理，就先把气理顺，先让自己自律，在心没明的时候，先把气养正，别走邪路，这就是养肺的重要性。**

还有，肺最怕寒气，重寒伤肺，老有寒气，肺就养不起来了。一定要注意保暖，别让肺受寒。

肺容易从两个地方受寒，一个是胸口，另一个是脖子。脖子进风是经过后背的肺俞穴进到肺的。肺有寒气，寒性收引，人就不能很顺畅地呼吸，就会导致血流缓慢，肺的供氧就不够了。

肺俞　　肺俞

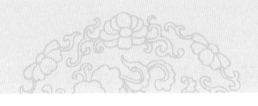

第二十一章

把肺气养好

- 中医里面有"天"字的穴位，比如天突穴，通常跟大脑
  有关系，都能治大脑方面的问题。

- 左手大拇指揉天突穴，右手大拇指推中府穴和云门穴，
  同时进行，马上就咳嗽了，就把郁结的气、堵塞的气、
  逆着不顺的气调顺了，这是养肺的最好方法。

- 气调顺了，皮肤松弛、皱纹等问题就自然可以得到
  改善。

- 要想正气凛然，让人肃然起敬，肺气必须旺。

1.中医里带"天"字的穴位通常跟大脑有关，有巨大的能量

有的朋友说了，既然肺的功能这么强大，养肺这么重要，我们从哪入手？就从经络、穴位入手养肺。

实际上，你只要知道大的养生方向，具体的方法可以信手拈来。相当于你知道武功的心法了，从旁边的武器架子上拿把刀、拿把剑、拿杆枪，就能施展出高水平的武艺。其实那些外在的东西不过是工具而已，真正的功夫全在身体的能量上。

"肺气通于天"，我们可以找与"天"字有关的穴位。比如，为了减少脖子的皱纹，可以揉咽喉要道（嗓子眼儿）——天突穴。这个穴位跟肺

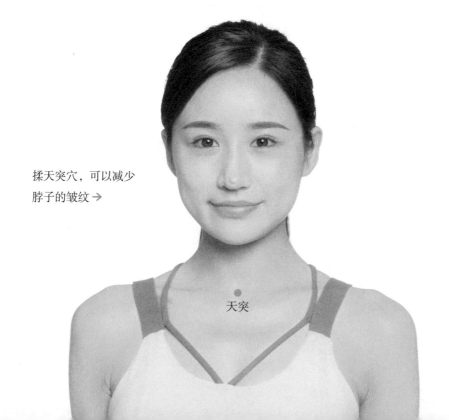

揉天突穴，可以减少
脖子的皱纹 →

天突

有关，通着肺，通着上面的气。而且带"天"字的穴位通常跟大脑有关，都能调理大脑方面的问题。

为什么叫天突呢？与天气相通，与肺相通，与头相通就叫天；突也很好理解，有人说喉结是突起来的，天突穴跟喉结的位置很近，因此叫天突。

这么解释也未尝不可，起码方便记住。其实天突有更深层的含义，"突"是突然的意思，什么是突然？凡是有能量的，有爆发力的东西都是突发的。"天突"这个名字是告诉你，这个地方有突发的能量。

什么能让我们产生突发的能量呢？一股气喷涌而出。比如你有时一阵剧咳，这能量是不是比平时大呢？有时你碰见了让自己憋屈的事，不知不觉就会咳嗽。你可能会想，明明没有感冒，怎么就突然咳起来了呢？是因为心中有不平之气。

这种情况很多，比如你正跟人吃着饭，聊着天，氛围很轻松，突然某个人指出了你的一个弱点，或者一个要害的问题，或者你不愿意让他说的什么事，你可能就会呛咳，连饭都要喷出来。为什么？身体里的气不顺了，气逆了，就会喷出来。

产生巨大能量的地方，就有大的穴位。天突穴就是一个大穴位，它总括咽喉要道，能调理咳嗽，是一个止咳的重要穴位。

你只要用大拇指轻轻地点揉它，都不用使劲，就会自然地产生想要咳嗽的感觉。如果特别使劲地点揉，就会刺激到后面的食道，这时容易恶心。我们只需要轻轻地揉，就能把气调顺。

肺为嫩脏，不需要对它进行攻伐，只需调养就行。天突穴是调养肺的一个特别方便有效的穴位，用大拇指轻轻地点揉它效果最好。

2.嗓子痒，有痰，想咳咳不出来，用"取咳法"

如果你觉得嗓子好像有痰，想咳咳不出来，可以用"取咳法"把嗓子里的痰吐出来。就好像感冒初期，可以用"取嚏法"把寒气喷出去，把病邪赶到鼻孔之外。

"取咳法"怎么做呢？用大拇指按住天突穴，然后把下巴往下一压，就像要压在手指上那样，这时你就想咳嗽了。如果还没咳，但感觉嗓子痒，还有痰，那就再用两个穴位加一把助力——在胳肢窝旁边，胸部上面，正好挨着腋窝，一个叫中府穴，一个叫云门穴，这两个穴位紧挨着，都是肺经上的大穴。

你用左手的大拇指点住嗓子眼儿的天突穴，然后把右手的大拇指放在左手臂的腋下和胸脯交界的缝隙，也就是锁骨下面一点儿的位置，先用大拇指点在中府穴上，然后往上一推，马上就推进一个窝，这个窝正好就是云门穴。这时两边合力，左手大拇指揉天突穴，右手大拇指推中府穴和云门穴，同时进行，你马上就会咳嗽了，就能把郁结的气、堵塞的气、逆着的气调顺，一旦调顺，肺气自然就养成了。肺气的功能是自律，能指导你把不正常的生活调顺。

这个动作，只要你稍微练一练，马上就会做。但做的时候一定要记住，不要把脖子扬起来，得往下靠近推的手指那个位置，把气往里一收，产生合力，就很容易咳嗽。

关于"取咳法"，有人可能觉得这个方法没什么意思，也不认可；也有人可能觉得有趣，有用。各自的想法不一样，效果也就不同，这个咱们没必要强迫自己去做。我只是给你一个备选的方法，当你束手无策的时候，想起这个方法可以用一下。就相当于服一味叫痰咳净的中药，把它一吃，痰就吐出来了。这个"取咳法"，就是天然的"痰咳净"。

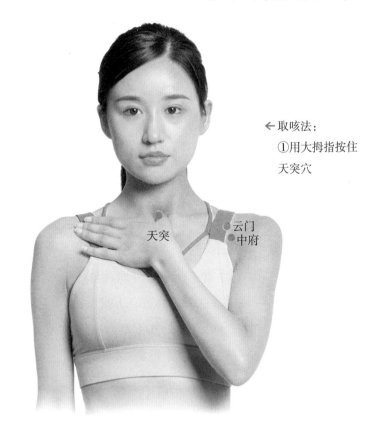

← 取咳法：

①用大拇指按住
天突穴

天突

云门
中府

↓②把下巴往下一压　　　　　↓③右手大拇指推中府穴和云门穴

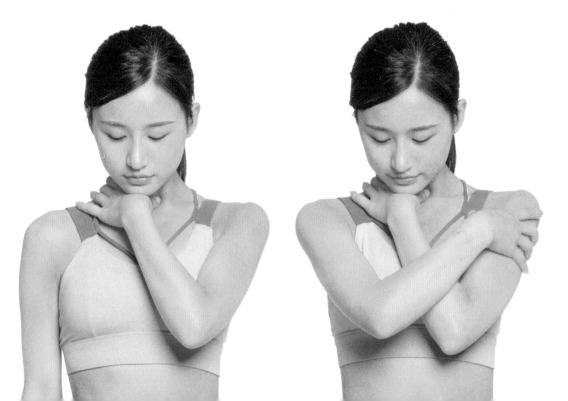

3.只要肺气一旺，皮肤马上就会紧致

其实，养肺的关键就在一个字"养"上，而不是攻伐。让肺的气顺，就把肺养了。

有人问，把肺调好了，皮肤松弛的状态是不是也能解决了呢？实际上，皮肤松弛是因为你的气松散了，气不聚，缺少能量。把气集中起来，一气贯之，气紧了，血液流通就会顺畅，皮肤也会紧致。

只要肺气一旺，皮肤马上就会紧致。因为内外是相通的，里面治好了，外面才能真正强大；里面松散，外面就会跟着松弛。

我用气球形容面部皮肤的松紧度，大家就比较容易理解了。气足的时候，气球就圆，表面就紧绷；气不足的时候，气球就瘪，表面就有褶皱。

"有诸形于内，必形于外。"要想外表美丽，内部必须强大、健康。所以，只要把气调顺，你脸上的皱纹就消失了。

4.肺气旺，自然让人肃然起敬

关于肺，《黄帝内经》中用了很长的篇幅来论述，比如忧悲会伤肺，热会伤肺，寒会伤肺……把肺的能量与日常生活联想起来，我们就知道"天气通于肺"的意思，比如我们有时见着一个人，一下就对他肃然起敬，那是因为他肺的能量很强大，有秋天的肃杀之气，这就是人和脏腑之间的感召。

人和人之间为什么能相通？因为脏腑之间的能量是相通的。虽然隔了一层躯壳，实际上里面的脏腑早就通过气息开始互相交谈了，也许眼神还没对上，气息就已经对上了，因此我们会对能量强大的人肃然起敬。

气足的人看上去正气凛然，这跟肺气有直接关系。因此，如果你想

正气凛然，让人对你肃然起敬，肺气就要旺。即使你端着架子、瞪着眼睛，装作气场很强的样子，都没用，反而会让人感觉你"腹中空"。

当人能量很足，气场很强时，不是从表面皮肉散发的，而是从肺中自然涌现出来的。要不说气质得有"质"——本质是这样，才能表现出这种气。

"一气呵成"中的"气"指的就是肺气。这句成语里实际上谈到了三个脏腑——肺，主气；心，主"呵成"（养生六字诀，"呵"代表心的能量）；肾，主"一气"。其中，"肺主吸气，肾主纳气"，肺气有开始的动力，但让气持续不断，能够致远，就必须有肾的帮助，这就是纳气。

肺气正，肾气远，为什么能远？肾是做强之官，"一气"就能"呵成"了，也就是心肾相交了。心肾相交，人体的正气、正能量就可以如浩瀚之水，绵绵不绝。

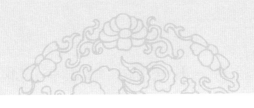

第二十二章

如何让肝不衰老？

- 要想防止衰老，人就得有再生能力，否则不能推陈出新。如果可以更新换代，人就可以保持年轻态。

- 肝血足，眼睛才有神，白头发才少，才不掉发，走路才不累，手才有劲，手指头才灵巧。

- 身体的很多器官都不能透支，而肝是可以透支的，但长期透支的结果很悲惨——"劣倦罢极"。

- 年轻态的标志：指甲饱满，筋伸缩有力——"其华在爪""其充在筋"。

1.要想防衰老，肝必须保持很强的再生能力

人活百年，要健健康康地活着。健康的主要表现是什么呢？精气神很足。如果你一副颓废不振、老态龙钟的样子，活得就缺乏动力，缺乏一种幸福感，更缺乏一种庄严、一种从容……

防止衰老，不光是防"面子上"的衰老，更要防精神上的衰老、形态上的衰老、举止上的衰老、性格上的衰老等，必须一同防才行。

一般看一个人是否衰老，总是先从面相上来观察，比如，头发是否浓密，是否有脱发的现象，眼睛是否花了，脸上、脖子上的皮肤是否松弛……

谁在决定我们的衰老进程呢？就是我们的肝脏！肝脏有极强的再生能力，能量巨大。可以说，肝在我们防衰老的过程中不可或缺，从头到脚，人体的整个状态都离不开肝血的供养。

要想防止衰老，人就得有再生能力，否则就不能推陈出新。如果可以更新换代，人就可以保持年轻态。

2.肝血足，眼睛才有神，白头发才少，才不掉发，走路才不累，手才有劲，手指头才灵巧

毛发，在中医里叫"血之余"——要想头发茂密、有光泽，必须得血充盈。

血足，眼睛才能明亮有神。《黄帝内经·素问·五脏生成》中说得很清楚。"肝受血而能视"：肝血多，眼睛就明亮，眼珠就灵活了。

"足受血而能步"：脚上的血充足，走一万步也不觉得累。

"掌受血而能握"：手掌的血充足就有劲。

"指受血而能摄"：手指的血充足就能灵巧拿物。（握和摄是不一样的，"掌受血而能握"是说做一些粗糙的活，比如搬重物、拿铁锹挖坑等。"指受血而能摄"是说做精巧的动作，也靠肝血供应。什么叫精巧的动作？比如家里人说你帮我把这根白头发给拔了吧，拔白头发就是精巧的动作；还有解绳扣、做针线活等。你要是手笨，绝对掌握不好这些动作，尤其做针线活，一靠眼神，二靠手的灵巧度，这都需要肝血充足才能做到。如果人衰老了，手会变笨，眼也会变拙，就做不好这些细微的动作了）

事实上，肝血在人身体的各个部位都起着关键的作用。

3."肝者，罢极之本"：透支不如储备

《黄帝内经·素问》里有一节叫《六节藏象论》，其中对肝的描述是"肝者，罢（读 pí，意为疲）极之本"。

这句话太重要了，"罢"是疲劳的意思，"极"是到了极点。"罢极之本"是说肝脏能吃苦耐劳，达到一个极限，也就是能达到鞠躬尽瘁，死而后已这个能量级，而且还能透支。

我们的身体里好多器官都不能透支，而肝是可以的。但透支的结果是什么呢？很悲惨——"劣倦罢极"，意思是疲劳到了极点。比如颜回，为了学习，秉烛夜读，在不到三十岁的时候就已经"发白齿落"，到四十岁就不幸离世了。

没好好地养护肝，滥用肝的能量，透支它，就会导致这样的结果。

现在很多人在工作中透支自己的身体，熬夜玩乐，好像精力很充沛，实际上是提前透支肝的能量。肝血之余为毛发，肝血透支后没有富余的血，就会脱发，皮肤也会松弛。

有人说："我的皮肤并不松弛，但脸上的肉鼓鼓囊囊的。"这种肉往外鼓，不是往里收的，其实是赘肉，也是有血无气之肉——不灵活，没

有弹性。好多人身上都有这种"死"肉，表面上看着很结实，实际上没韧性、灵活性，更没有爆发力。

这种"死"肉——有血无气之肉是怎么形成的呢？吃得很多，但吃的东西没被消化，成了半成品堆在身上。

肝产生的血是有气的血，中医有句话叫"气为血之帅，血为气之母"，意思是血如果没有气来统帅就没有能量。人的气足，才能把血调动起来发出能量。

如何产生有气的肝血呢？必须经过睡觉，如果不睡好觉，即使是吃很好的东西，长的都是没有能量的血。

《黄帝内经·素问·五脏生成》中说，"故人卧血归于肝"——想把肝血养足，就得睡觉，而且得在肝所主的时令睡觉。夜里一点到三点是肝所主的时令，如果这时你还在工作或玩游戏、看电视、打牌……就把肝血耗费了。

有的人虽然吃了很多夜宵，但长的血都是没有气的血、没有能量，因此长在身上是一堆不细腻、没弹性的肉。你脸上的肉什么样？其实，和身体各部位的肉都是一样的，状态也一样。

4.年轻态的标志："其华在爪""其充在筋""以生血气"

通过了解《黄帝内经》中的一些话，比如"肝者，罢极之本"，我们已经知道肝是给我们供血的，是让我们保持精力，保持年轻状态的。

《黄帝内经·素问·六节藏象论》中接着说"其华在爪"，爪包含手上的筋和指甲。若你的肝气旺，则指甲光洁、平滑，呈均匀的淡红色；筋都有力，韧性好。

"其充在筋"，"充"就是充实，如果你的能量有余，都储藏在筋上了。为什么说"筋长一寸,多活十年"?因为身体藏的肝血——有气的血越多,就活得越长。

肝本身的再生能力很强,有时人们的韧带撕裂、受损,过段时间又长好了,就是因为肝所附属的东西都有自我修复能力,因此叫"其充在筋"。

"以生血气",这句话太重要了,意思是肝血的能量不但在筋上保留了下来,还能"以生血气"——进一步生出有能量的血,这就是人的再生能力。

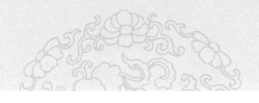

第二十三章

这样做就能让肝不衰老

· 春天正好养肝，要"广步于庭，被发缓形"，就是说你多散步，不一定要走得远，就可以养肝。

· 你平时可以把手使劲攥成空拳，然后张开，再使劲攥住，再张开……反复做这个动作就能养好肝。

· 你可以用大拇指肚使劲挤压食指肚，再挤压中指、无名指、小拇指肚，也是养肝的好方法。

1. "足受血而能步"：经常健步走，不透支，无形中就在养肝

《黄帝内经·素问·五脏生成》中说，"足受血而能步"，意思是你只要经常健步走，无形中就在养肝。但有一个前提条件——不能透支，如果肝血已经不足，就不要走得太远，而要慢慢散步，用意不用力。

实际上，《黄帝内经·素问·四气调神大论》中说春天正好养肝，要"广步于庭，被发缓形"，就是说你多散步，不一定要走得远，就可以养肝。

"被发缓形"是说你不要特别使劲、肌肉僵硬地走，放松走才能让肝血逐渐补充到你的筋上、指甲上、其他末梢上，这样才达到了养肝的目的。

2. "掌受血而能握"：把手使劲攥成空拳，张开，再使劲攥住，经常这样做就能养好肝

《黄帝内经·素问·五脏生成》中又说了，"掌受血而能握"，告诉你经常握掌能养肝。所以，你平时可以把手使劲攥成空拳，然后张开，再使劲攥住，再张开，反复做这个动作就能养好肝。

3.“指受血而能摄”：用大拇指肚使劲挤压食指肚，再挤压中指、无名指、小拇指肚，也能养肝

《黄帝内经·素问·五脏生成》中接着说，“指受血而能摄”。你可以用大拇指肚使劲挤压食指肚，再挤压中指、无名指、小拇指肚，也是养肝的好方法。

实际上，《黄帝内经》给我们提供了一个很好的养生思路——反其道而行之。肝在脏腑里，表现在外，我们可以通过外面调到里面。

通过《黄帝内经·素问》中提供的一些线索，你可以找到很多养肝保肝的好方法。

4.“空手抓蝴蝶”能锻炼韧带、筋，练了筋就练了肝

“肝主目”，如果肝血不足，眼睛就会昏花，这也是衰老的一个典型表现，因此你在练肝的同时也要练练眼睛。

有一种灵动的锻炼方法，比如“空手抓蝴蝶”——闭着眼睛先想一想，自己的眼前有一群蝴蝶在飞，要把它们全抓住，你的手可以随意抓。

实际上这是一种想象，但好像真的发生了一样，眼也动了，手也动了，手眼身法步，同时在动。这么做掌也练了，指也练了，眼睛也练了，把各个关节的韧带、筋都练了，练了筋就练了肝，练了肝就能防止衰老。

因为我们不光手上有筋，腿上有筋，腰上有筋……身体的各个部位都有，你得用眼睛来带动，然后同时运动，筋就变成一体的了。这种锻炼方式就把身体各部位的筋都锻炼了。

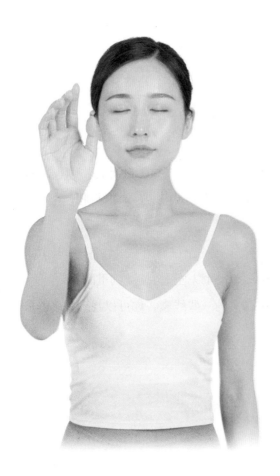

← 闭着眼睛，想象眼前有一群蝴蝶在飞，要把它们全抓住，你的手可以随意抓

中医有一句重要的话叫"骨正筋柔，气血以流"。"骨正筋柔"，气血就很顺畅，这时的气血都有能量，经常在周身循环往复，人就不会衰老。

筋要柔，骨头才能正；如果筋不柔，骨头就会被筋顶歪，腰椎间盘突出这类疾病都跟筋有关。

人老了的时候手指容易震颤，筋也容易抽缩在一起，动不动就抽筋了。为什么？肝血不足了。

古人说的筋是什么呢？类似现在人们说的韧带、筋膜，还有腱子肉的腱等。筋在人体里相当于建筑物中的钢筋（肉为"砖"），要想肉紧，得靠筋来收紧。筋强，肉才真正紧实，人才显得年轻。

第二十四章

调理膀胱经上的哪些穴位能补肝？

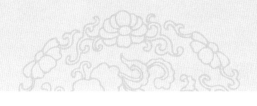

· "肝主筋"，膀胱经治"筋所生病"，调理膀胱经就能调肝。

· 按揉膀胱经在腿肚子上的合阳穴、承筋穴、承山穴，腿就不抽筋了，走路就有劲，腰、脖子的毛病也会慢慢好转。

· 腰扭伤了，脖子落枕，睡不好觉，用大拇指指节的侧面揉膀胱经上的申脉穴，很快见效。

· 拨胆经的阳陵泉穴、跪膝，更是调筋、养肝的大法。多做此法，原来掉头发现在不掉了；原来视力不好，现在视力又逐渐恢复了。

1. 调理膀胱经就能养肝

之前，我说了肝对预防衰老的重要性，着重说了用筋来调肝。你平时没事的时候可以用手指把手指甲、脚指甲挨个儿都捏一下，比如洗手、洗脚的时候就顺带做了。

别看这么简单地捏，每天也占用不了你一两分钟，可对肝是一个极好的保养作用。也许在捏的过程中，你会发现指甲原来已经干瘪了，或者已经形成灰指甲了，自己都没太注意到，实际上这都是肝的气血供应不到末梢造成的。通过揉捏手指甲和脚指甲（尤其是大拇指和大脚趾，要使劲多揉一揉），对你的肝有很好的保养作用。

修复肝不能光靠肝本身来调整，生活中，肝的负担已经很重了——肝为"罢极之本"，是说肝已经够累了，够辛苦的了，其他经络能不能帮它一把，帮它修复修复？

↓通过揉捏手指甲和脚指甲，对肝有很好的保养作用

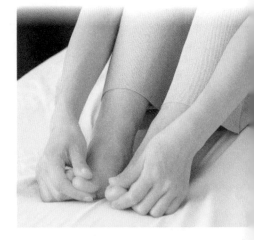

人体里就专门有这样的"高级工程师"可以帮助肝。《黄帝内经·灵枢·经脉》中有一句话，正好告诉你这位"高级工程师"是谁——膀胱经，膀胱经主筋所生病者，而"肝主筋"。

这句话就告诉你，膀胱经负责筋的问题，而肝又"主筋"，筋是肝的重要组成部分，膀胱经能修复肝的损伤，让肝的气血重新充盈。

膀胱经主筋所生病，比如，腿肚子抽筋（腿肚子正好处于膀胱经气血充盈的地方），腰部发紧或腰椎间盘突出，谁在扽（dèn）腰呢？也是后背的膀胱经。还有脖子、肩膀又紧又痛，有人说是颈椎病，有人说是肩周炎，实际上都是上面的筋扽着。

筋紧了，就要松筋。谁管松筋呢？膀胱经。平时你观察一下便会发现，自己不舒服的地方都在膀胱经上，膀胱经是修复这些毛病的一条重要经络。

2. 按揉腿肚子上的合阳穴、承筋穴、承山穴，腿不抽筋，走路有劲，腰、脖子也舒服

哪里总抽筋，你就要修复哪里。比如腿肚子总抽筋，那咱们看腿肚子，是不是像一只橄榄球（尤其对肉多的人来说）呢？有三个穴位就均匀分布在这只"橄榄球"上。

膝窝下两寸有一个穴位，也就是橄榄球最上面的端点，叫合阳穴；腿肚子正中间，是橄榄球的中点，叫承筋穴——承载筋的大穴；接近脚脖子的地方，也就是橄榄球的下缘，这个点叫承山穴。

这三个大穴总管了腿和后背的筋的修复，你可以用大拇指轮流按揉。

还有更省事的方法——你坐在沙发上，把脚半屈着

合阳

承筋

承山

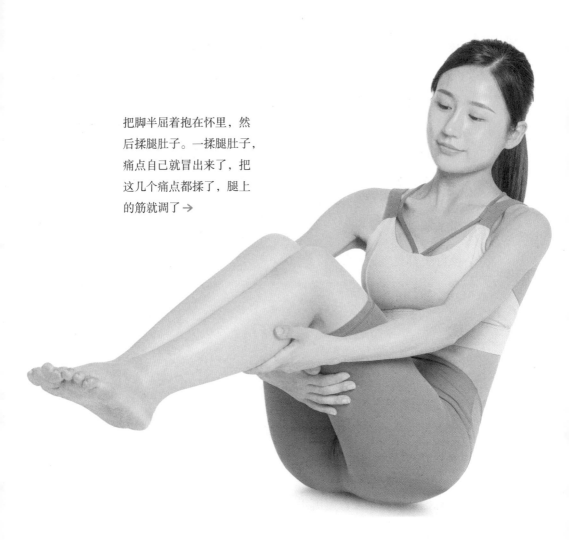

把脚半屈着抱在怀里，然
后揉腿肚子。一揉腿肚子，
痛点自己就冒出来了，把
这几个痛点都揉了，腿上
的筋就调了 →

抱在怀里，然后揉腿肚子。一揉腿肚子，痛点自己就冒出来了，把这几
个痛点都揉了，腿上的筋就调了。

其实腿上的筋都通着腰，调理了腿上的筋，腰就松了，也就舒服了；
腰上的筋又通着脖子，因此脖子也跟着舒服了。

3. 腰扭伤了，脖子落枕，睡不好觉，用大拇指指节的侧面揉膀胱经上的申脉穴，很快见效

再给你补充一个新的穴位，这个穴名好，里边有深刻的含义，叫申脉。伸张、舒展叫申，申脉就是把筋给伸展开的意思。

申脉穴在膀胱经上，也特别好找，就贴着脚外踝骨的正下方边缘。如果你的腰扭伤了，脖子落枕了，按揉这个穴位很快见效。

如果你睡觉的时候血不归肝，就会睡不着。申脉穴还有一个特殊的功用——专治失眠。

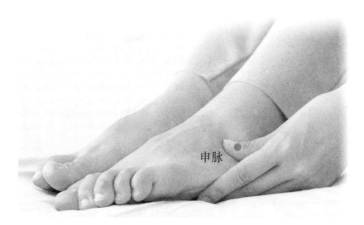

申脉

↑ 申脉穴在膀胱经上，贴着脚外踝骨的正下方边缘。如果你的腰
　扭伤了，脖子落枕了，按揉这个穴位很快见效

《黄帝内经·素问·生气通天论》中说"骨正筋柔，气血以流"，也就是筋调顺了，气血就顺畅了，在该睡觉的时候就归于肝了。

申脉穴就能让气血顺畅地流入肝，因此睡前你一定要多揉揉申脉穴。可以用大拇指指节的侧面连揉再硌，也不用多长时间，就那么一两分钟，揉着揉着就有点儿犯困了。

了解了《黄帝内经》中拿出来就可以用的东西，就先拿出来使用。使用后有效果就会产生信心，有了信心，就能坚持。

4. 拨胆经的阳陵泉穴，用"跪膝法"，更是调筋、养肝的大法

有哪个大穴跟我们的筋相通？跟筋相通就跟肝相通，因此我们要找找跟筋相通的大穴。

有一个穴位，就在膝盖旁边高出来的一块骨头下缘，叫阳陵泉穴，是胆经上的穴位——筋之汇穴，身体所有的筋都在这里汇聚。按揉阳陵泉穴，身体的筋就舒展了，而且按揉阳陵泉穴能调和肝脾，类似一味中药——逍遥丸。

揉阳陵泉穴的手法最好是点住，然后左右拨动这根筋，便会产生一种神奇的效果——放电感，好像有股电流直接奔到脚面上去了，甚至有时奔到大脚趾上去了。这就证明你把这根筋揉通了。

我为什么要大家经常跪膝呢？因为"膝为筋之府"——膝盖是筋的屋子，掌管着身体所有的筋。你只要没事的时候就原地跪着，或者跪着

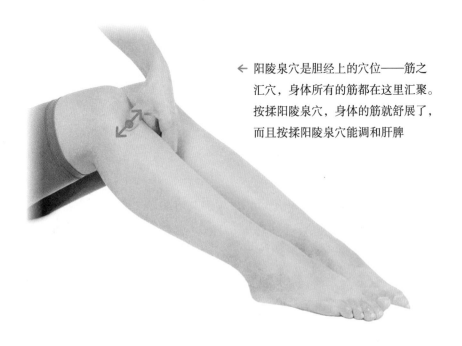

← 阳陵泉穴是胆经上的穴位——筋之汇穴，身体所有的筋都在这里汇聚。按揉阳陵泉穴，身体的筋就舒展了，而且按揉阳陵泉穴能调和肝脾

走，或者用臀部压住脚后跟……就能保护你的筋，保护了筋就保护了肝。

有人通过跪膝发现，原来掉头发现在不掉了，原来视力不好现在视力变好了，这都是因为通过调了筋养了肝。

人的身体真是百药俱全，与生俱足。老天早就给你准备好了，都是让你预防衰老、返回年轻的法宝。我们要把它们抓住，并发掘出来，然后坚持应用，产生一种持久的自信。

人只有自信，才能产生真正的动力。

5. 神态老了，才是真正的衰老

我们有时总是关注皮肤、头发等外在的东西，实际上，看一个人的神态、精气神，就能看出他是否衰老了，这种衰老才是真正的、本质的衰老。

有些人虽然头发白了，脸上也有皱纹，但他的行为举止、眼神都像孩子一样，这种情况他在本质上没衰老。本质上没衰老有什么好处？说明他身体有更大的能量，可以把外形重新变得年轻。

如果一个人的神老了，形看似没老，也会很快老去，因为核心的动能没有了。我们一定要抓住核心的动能，从神态上保持年轻。

什么是神态？为什么形容老去的状态叫老态龙钟？龙钟是什么东西？你看庙里通常都有一口大钟，有时挂在房梁上，有时挂在木架子上。钟上有一个钟钮，也就是一个环，可以把钟挂起来。这个环上通常都铸造有一条龙，有两个龙头，中间的龙背拱起来。龙背拱起来的形状和沉重的钟的形状，是不是就像一个行动不灵活、伛偻的老人呢？

实际上，"老态龙钟"有警示的意思。钟上的龙不是一般的龙。龙生九子，它是老四，叫蒲牢。它有一大特性，个头虽然不大，声音却特别大，能传得很远，把它放在钟的头部，蕴含着特别的寓意。

敲钟用什么呢？有一根方的大木头，它的头做成鲸鱼头的样子，叫鱼杵（杵就是敲钟的木棒）。杵头为什么做成鱼头的形状？因为蒲牢特别怕鲸鱼，鲸鱼一来，它就叫唤，就吼，声音特别大，鲸鱼就被吓跑了。由此可见，撞钟就好像蒲牢在叫唤，有警醒的意思。

为什么和尚每天都要敲钟？就是要每天去除昏沉，让人警醒。为什么形容一个人老态龙钟？其实它就是一个模板，让你看到身边的人龙钟的形象，反省自己，我们不要形成这样的一个状态，要及早防止衰老，不要变成龙钟的样子。因为我们完全可以有方法，有自信，有能力不变成那样。

因此，以后你看到"老态龙钟"这个成语，再看到老态龙钟的人，心中要警醒自己，我们要及早防范衰老。

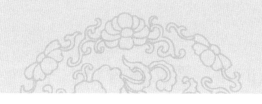

第二十五章

如何让心不衰老？

- 心就是人的命，要从精神和生理两个层面来养。

- 心包经是心的保护神。

- 为什么经常攥拳，就能给心以力量？

- 无名火大，揉心经的少海穴；无名肿痛、神经痛，揉心经的青灵穴。

1. 心是人的命，要从精神和生理 两个层面来养

心和衰老的关系是什么呢？《黄帝内经·素问·灵兰秘典论》说，在人体中，心为"君主之官"，是最重要的，可以说心就是人的命。

具体怎么养心呢？咱们可以从两方面入手：一方面，从精神层面，也就是从神的方面来调养；另一方面，从生理方面，也就是如何让心脏强健、结实。

《黄帝内经》中说"心主血脉"，"心藏神"，"其华在面"。通过这几个方面，咱们大概可以知道心的健康状态是什么。比如一看某个人神采奕奕的，他的心血就足。

还有，心主血脉很重要，如果人的气血通了，百脉俱通。心是什么呢？心是人体的发动机，发动机有劲了，人才有动力。

在《黄帝内经·素问·生气通天论》里，把心比喻成太阳——"阳气者，若天与日"，心的阳气足，人就充满阳光，就像晴朗天空中的太阳一样。有太阳般的动力，人就充满了活力，就能消除身体的阴霾之气，提升神气（正气）。

神到底是一个什么东西？《黄帝内经·灵枢·小针解》中说："神者，正气也。"神，就是人的正气。正气在身有什么好处呢？《黄帝内经·灵枢经》上又说了，"正气内存，邪不可干"，如果你的身体里充满了正气，外邪就侵入不了，你就不会生病。

亦如《黄帝内经·素问·上古天真论》所说："恬淡虚无，真气从之，精神内守，病安从来？"这句话告诉我们一个非常重要的理念，病是怎么来的——如果你的正气不足，疾病就会侵袭你；如果你的正气很

足，疾病是侵害不了你的。因此，要想不得病，人就得正气足，也就是神足。

《黄帝内经》里有很多篇章都讲到了神，比如《黄帝内经·素问·四气调神大论》《黄帝内经·素问·八正神明论》等。

黄帝曾经问岐伯："何谓神？"神的感觉是什么？

岐伯说："神乎神！"这东西就叫神，比较神秘、玄奥。"口弗能言"，我说不清楚，虽然说不清楚，却可以"慧然独悟"——有聪慧的头脑，就能自己悟到什么是神；"昭然独明"——一看就很清楚，心里有数，如人饮水，冷暖自知。

接着，岐伯又举了一个例子，说"若风吹云，故曰神"，风把云吹散了，这就叫神。意思是大家都看见风把云吹散了，但是有人没什么感知，有人却觉得心领神会。

岐伯说完以后，黄帝就不说话了，心领神会了。

实际上，什么是"风吹云散"？意思是一切都是自然现象，自然现象就谓之神。

我们要想获得一身正气，得到真正的神，所做的一切就要符合自然，符合自然就叫"知天命"，"知天命"就能得到天的神助。

在《诗经·大雅·文王》中有这么一句诗："永言配命，自求多福。"告诉你，要配这个命，也就是要和神相通，才能积攒福，得到上天的帮助。

其实，神、命、心这三个是一体的，是真正有能量的东西。

养心养的是什么？养的是命。这一点我们可以从"命"字上看出它的含义。

把"命"拆解开，有两种拆解法：一种是把"口"拿出来，剩下一个"令"字，就是口令。谁的口令？老天的口令，就是天意，天让你做什么，你就做什么，就不会有错，你就有好命。但具体怎么做，"命"又用一个象形字表示出来了——把"命"拆开，分为上中下结构，上面是

"人"，中间是"一"，下面是"叩"（叩就是磕头）。组合起来就是一个人在那儿磕头，磕头就可以知三心——清净心、感恩心、恭敬心，所以磕头就可以养命。

2. 心包经是心的保护神

既然咱们学会了经络养生，就可以通过调经络的方法让心脏强壮。实际上，为了让心脏强壮，老天就给心脏单独安排了一条经络——心包经。等于心脏有两条经，一条是心经，一条是心包经。心包经就是心脏的保护神。

《黄帝内经·素问·灵兰秘典论》中说，"主明则下安，以此养生则寿"。"主"包括精神方面和生理方面，心包经也叫心主，它是代替心行使生理方面功能的。

心包就相当于发动机的传送带，怎么把发动机的能量传送到"四个轱辘"上？就靠心包。心包是"臣使之官"，心是"主明"。

"主明"里的"明"有两方面解释，一是我要明白、清楚，就是神安的意思，具体要怎么干的时候，就交给心包，让心包替心行使上传下达的权利，把心的能量传递给其他的脏器。另一个是通达，心血管不能堵，心包不能堵。心包一堵，心脏的动能就无法传导了。

"心主血脉"是什么意思？血脉就是心包，它管着血，负责把血输送到全身各部。因此，要想心脏好，一是神要清，二是心血管要通畅，不能堵塞。按现在的说法就是，血管一堵，心脏供血会受到限制，其他脏器就完了，这叫"使道闭塞而不通，形乃大伤"。

养心就是养两个地方，一是心经，二是心包经。这两个地方跟心脏有直接关系。

3.经常攥拳，就能给心以力量

有时候咱们通过一些日常的举动，也能给心力量。比如宣誓、挥拳的时候，把拳头攥紧举过头顶，会下决心。下决心的时候谁在使劲？其实就是心在使劲。

攥拳为什么能让心有力量呢？攥拳的时候，小指尖正好压在一个穴位——少府穴上，是心经上的穴位。少府是什么意思？少指的是心脏，府指的是心脏的屋子。少府穴可以给心脏力量。

另外，中指正好攥到劳宫穴上，也就是手心上。穴是心包经上的穴位，因此攥拳的时候心包也有劲了。

总之，一下攥住了两个管心的穴位。心有血，心有劲，还得靠气来推动，因此肺气要在旁边助力。心和肺是相通的，它们是共同使劲。另外，攥拳的时候，你会发现大拇指在使劲攥住这个拳头，大拇指下方的鱼际（正好是肺经上的大穴位）也在使劲。加力，只要一攥拳，心脏就有劲，这是一个本能的动作。

仔细观察，你会发现日常中的一举一动，都跟心息息相关。比如你要下决心，就得攥紧拳头；你要说出誓言，也得攥紧拳头。为什么？因为心里要把愿望说出来，把信心表达出来。这不但跟心脏本身相通，而且跟精神直接相通。

平时你想养护心脏，只要使劲攥拳，三个穴位就尽在手中了，实际上练的就是心经、心包经和肺经。这三条经共同作用，就加强了心的动力。

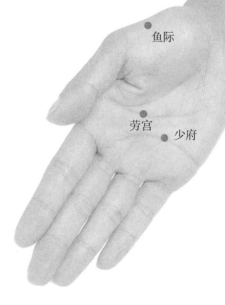

平时你想养护心脏，只要使劲攥拳，三个穴位就尽在手中了，实际上练的就是心经、心包经和肺经 ↓

鱼际

劳宫　　少府

《道德经》中有句话，叫"心使气曰强"，心主血脉，肺主气。"气为血之帅"，气和血要同时走，走得才有劲。你知道了气血相互作用的关系，只要平时多揉心经、心包经、肺经，就可以打通心经的血脉，让心得到充分的保养。

4. 无名火大，揉少海穴；
无名肿痛、神经痛，揉青灵穴

心经上的穴位虽不多，但都非常有用。举个例子，人有时会心烦气躁，脸红脖子粗，火气来了控制不住，想吃点儿凉的东西，这时你只要使劲点揉肘窝的少海穴（少海穴特别好找，你把肘一屈，靠近小指这侧的肘横纹的顶端就是少海穴），会比较痛。然后你就发现火气一会儿就消了。刚才还想吃凉的，现在就不想吃了，心平也气和了。

青灵 ●

少海 ●

心经上有的穴位是治疼痛的，心主血脉，如果血脉堵塞，人就会感到疼痛。有时疼痛是无名的痛，也就是现在说的神经痛，但实际上痛都反射到心，心的感知最灵敏，因为"诸痛痒疮，皆属于心"。

少海穴往大臂直上三寸，有个穴位叫青灵穴。青是什么意思？代表疼痛，人一疼脸色就发青；灵就是专门管疼痛的穴位，特别灵验，因此叫青灵穴。

无论是头痛、牙痛，还是无名痛，你甭管哪儿疼，也不管是哪儿的火，就赶紧点揉青灵穴。一点揉青灵穴，无名而生的痛，就会不知不觉地消失。

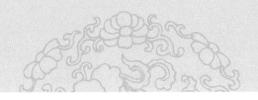

第二十六章

哪些方法能长久强壮心脏?

- 转手腕的心经神门穴，就能防止阿尔茨海默病。

- 多揉大陵穴，揉得深点，再掐人中，嘴里就不会有味了。

- 为什么心惊会胆战?

- 要想增加阳气，强心壮胆，没事就揉揉辄筋穴、渊腋穴。

- 每天早晨起来，从心窝往上敲，一直敲到嗓子眼以下，对心脏是一种很好的养护。

1.转手腕，可以防止阿尔茨海默病

很多朋友想学穴位知识，其实有本专门讲穴位的书——《扁鹊神应针灸玉龙经》。据说书里很高级的针灸技术、经络导引技术都是扁鹊发明的，因此要冠以扁鹊之名。

"神应"是什么意思呢？神应是宋仁宗给扁鹊的封号。

为什么宋仁宗要封扁鹊为神应王呢？

有一次，宋仁宗得了厌食症，找太医看了，吃了各种药都不管用。宋仁宗就想到扁鹊，对太医说："扁鹊要是活着就能给我治病了，干脆你们几个去祭拜祭拜扁鹊墓吧！"

结果太医祭拜了两天，宋仁宗的病就全好了，因此他觉得扁鹊跟他是有神应的，于是封扁鹊为神应王。现在河北省邢台市内丘县还有扁鹊庙，而且香火很旺。

其实，《扁鹊神应针灸玉龙经》不是扁鹊写的，而是元代的一个大医家、针灸家写的，他说他写的这些东西，实际上都是扁鹊传下来的"祖传秘方"，因此叫《扁鹊神应针灸玉龙经》。

这本书好在哪儿？它把很复杂的经络穴位，用非常简单的七言绝句讲述出来，一共说了一百二十个穴位、八十几种病症，每种病症用一首七言绝句表达，理解起来非常容易。

比如阿尔茨海默病，《扁鹊神应针灸玉龙经》中怎么说？"痴呆一症少精神，不识尊卑最苦人。神门独治痴呆病，转手骨开得穴真。"

现在很多老人得了阿尔茨海默病，有什么表现呢？少精神，甚至连亲人都不认识了，让人感觉很苦恼。

"神门独治痴呆病"什么意思？告诉你神门穴就可以治阿尔茨海默病，而且也把如何找神门穴的方法告诉你了——"转手骨开得穴真"——

把手腕使劲转几次，一直转到手腕有点儿发酸，发酸的地方就是神门穴。

当然，如果你不想转手腕，还有一些很简单的方法——用大拇指和食指攥住手腕，然后一扭一撮，就把神门穴找到了。

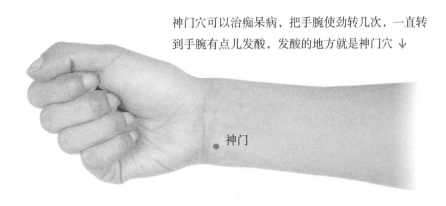

神门穴可以治痴呆病，把手腕使劲转几次，一直转到手腕有点儿发酸，发酸的地方就是神门穴 ↓

神门

2. 多揉大陵穴，再掐人中穴，嘴里就不会有味了

很多人都有口臭，如何消除呢？书中说："口臭之疾最可憎，劳心只为苦多情，大陵穴内人中泻，心得清凉气自平。"

"口臭之疾最可憎"，是说口臭这种毛病比较讨厌，"劳心只为苦多情"，是说一个人为了情劳心，忧思不绝，结果就会抑郁，气血不通，产生瘀血了，怎么办呢？

"大陵穴内人中泻"——用两个穴位，一个是大陵穴，要多揉，揉得深点，甚至可以掐起来；还有一个是人中穴，拿食指使劲掐，一掐人中，就从苦情中解脱

大陵

多揉大陵穴，揉得深点，甚至可以掐起来，嘴里就不会有味了 →

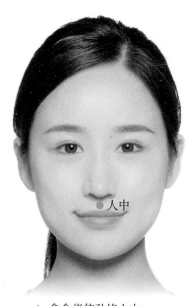

↑ 拿食指使劲掐人中，
就从苦情中解脱出来了

出来了。然后"心得清凉气自平"——当你心气平和的时候，感情纾解开了，气就顺了，气顺了也就清凉了，就没有口气了。

其实，扁鹊自己也写过一本书——《黄帝八十一难经》。什么叫八十一难？有时，我们看《黄帝内经》可能看不懂，有的人甚至学了十多年都没学明白。《黄帝八十一难经》就能给你解释，书中有八十一个难题，用一问一答的形式解惑答疑。

比如在"第二十五难"中，说到人体有五脏六腑，对应着十二条经脉，但还少一条经脉，那条经脉是什么？它问了这么一个问题，回答说：心有两条经脉——心经、心包经。这就凑足了十二条经脉，就是这么简单。

在"第二十六难"中又问，人体有十二条经络，也就应该有十二个络穴，怎么有十五个络穴，剩下的三个络穴是什么？书中解释：督脉有一个络穴，任脉有一个络穴，脾上有一个络穴。加上这三个络穴，就凑足了十五个络穴。如果你觉得《黄帝内经》看着费劲，有好多问题不清楚，也可以参考扁鹊写的《黄帝八十一难经》。

3.为什么心惊就会胆战？

《黄帝内经》中也有关于心的描述，比如说有的人心小，心小的人容易忧虑，会被忧虑所伤，但不会被外邪所伤。有的人心大，就容易被外邪所伤，但不容易被内忧所伤。还有的人的心的位置比较高，都接近肺了，这样的人会有什么问题呢？"悦而善忘，难开以言。""悦而善忘"就是做事不在意，不过脑子。"难开以言"就是人们没法劝他，因为他不走心，劝完也白劝。

还有一种是"心下则脏外"——心的位置比较低。"脏外"什么意思？就是往外散，阳气不足。这样的人会"易伤于寒，易恐以言"。"易伤于寒"就是有点寒气就先受伤，怕冷；"易恐以言"什么意思？就是别人一吓唬他就会哆嗦，有点心惊胆战。

为什么心惊会胆战？《素问·灵兰秘典论》中说："胆者，中正之官，决断出焉。"本来，决断某件事应该由心来做，而《黄帝内经》却说胆可以代替心来做主。如果想养心，必须同时养胆，胆是护着心的。

有很多成语也说明了心和胆的密切关系，比如赤胆忠心、心惊胆战……因此，如果你想强壮胆，就找找胆和心相通的穴位——胳肢窝下面的两个大穴，一个叫渊腋，一个叫辄筋。

渊腋是什么意思？"腋"有人说是腋下，有的书上写的是"液"——营养液。渊是什么意思？渊代表心脏。《道德经》上有句话叫"心善渊"，意思就是心在深的地方待着，渊就是心所藏的地方。渊腋就是给心脏助力，给心脏营养的意思。

渊腋穴非常好找，腋窝直往下三寸——手掌四横指的位置。渊腋穴再向胸口的方向一横指——一寸的位置，就是辄筋穴。这两

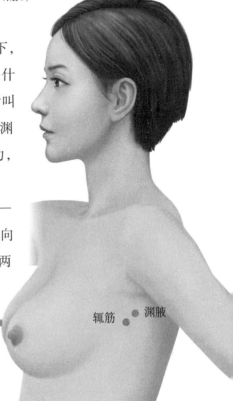

如果你想强壮胆，就找找胆和心相
通的穴位——胳肢窝下面的两个大
穴，一个叫渊腋，一个叫辄筋 →

辄筋　　渊腋

个穴位是挨着的。辄是什么意思？在古代，车的护板叫辄，按现在说的就是车扶手。假如你坐在三轮车上，旁边得有扶手，也是一块板子，它有两个作用，一是扶靠，二是挡泥。谁主筋？肝主筋，辄筋的意思就是保护筋，辄筋就是保护肝的穴位。

怎么保护肝？一方面，咱们的肝火一上来，浊气同时也上来了，就跟溅了泥点一样，而辄筋有平抑肝火的作用；另一方面，它又是一个护板，让心能够依靠。让心依靠是指什么呢？肝属木，木能生火。谁属火？心属火，肝是给心供血的，心脏的血要充足，要源源不绝，需要肝给它来供应。但肝在给心供应血的时候，不能把浊气供应上来，不能让心也产生火，只供应好的血液，把浊气排除在外。辄筋有两个作用，一是给心脏供血，二是把肝的浊气排掉。

4. 想阳气十足，强心壮胆，常揉辄筋穴、渊腋穴

使用辄筋穴的时候，女士和男士的感觉还不一样。女士只要平时揉一揉，就觉得心里的委屈化开了；而男士揉辄筋穴，会感觉阳气提升，胆气增加了。

男士平时多揉，或者把手指攒成梅花状，轻轻敲打这个穴位，就能助长阳气；女士不用敲，只需四根指头并排轻轻地、慢慢地揉一揉它，揉的时间长点儿，

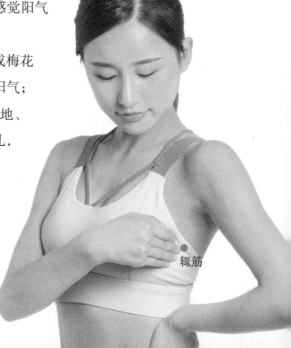

四根指头并排轻轻地、慢慢地揉一揉辄筋穴，揉的时间长点儿，就能把心中的郁结之气散开，心里就觉得舒服了 →

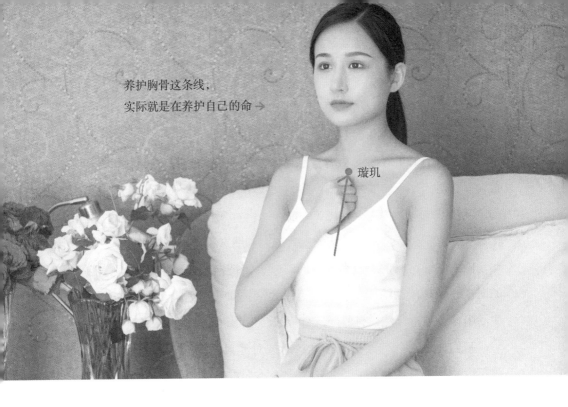

养护胸骨这条线，
实际就是在养护自己的命 →

璇玑

就能把心中的郁结之气散开，心里就觉得舒服了。

实际上，男士和女士在增强勇气方面，要求是不一样的。女士属阴，阴血盛，本身就胆偏小，女士胆小的时候，不是一件令人愧疚的事。男士是阳刚之体，阳气足，如果男士胆小，就有种颓丧、懊恼的感觉，就伤了心了。这种伤心是自我而伤，自我的挫败感。男士就要增加阳气，从哪儿增加？就从胆气来增加。因此，男士没事的时候敲打这个穴位，就能增加胆气和胆量。

心脏的气血足了，你的胆量也能增加。如何让心脏气血足？敲胸口上的胸骨。

胸骨上的穴位特别多，从心窝开始叫巨阙穴，它是心的募穴——募集气血最多的地方；然后往上走，膻中穴、玉堂穴、华盖穴、璇玑穴，这条路线，你平时没事的时候可以多按揉，多敲打。其中，心包（膻中穴）尤为重要，就是人的半条命。

如果你找不准膻中穴，也无所谓，胸骨总找得准吧？每天早上你起床后，从心窝往上敲，一直敲到嗓子眼儿以下——璇玑穴。把所有的穴位全敲了，这对心脏是一个最大的养护。你养护胸骨这条线，实际就是在养护自己的命。胸骨气血畅通，心脏就能保持气血畅通，人就能保持健康。

如果你有好的条件，或者自己愿意帮别人养护心脏，那就可以揉后背，后背对应前胸的都是一些护心的大穴——至阳穴、灵台穴、神道穴，都可以揉。而且两边也有，比如心俞穴、膏肓穴，都是护心养心的穴位，揉一揉，或者拔罐、刮痧、艾灸，对家人和朋友都是一种爱护。

做人就是这样的，没有能量的时候，先把自己的能量补足；有能量的时候，就把能量给朋友、亲人，让大家共同获得健康。这么做，你在生活中才会觉得坦然，有尊严，有荣耀，生活有质量。

咱们通过对一些穴位的按摩，通过对经典书籍的学习，长期坚持，就可以做到胸有成竹，心中坦然，求人不如求己，自强不息。这就是养心的主要目的。

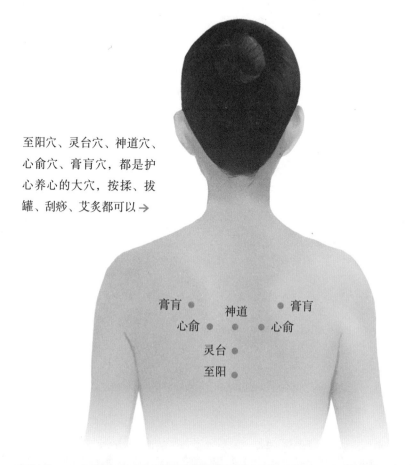

至阳穴、灵台穴、神道穴、心俞穴、膏肓穴，都是护心养心的大穴，按揉、拔罐、刮痧、艾灸都可以 →

第二十七章

如何让肾不衰老？

- 脑髓有余，人就身轻如燕，精力好得连自己都想不到。

- 想出人头地、自强自立、智慧过人，就要好好养肾。

- 人衰老的标志：骨头是否强健，头发是否开始脱落、变白。

- "志闲而少欲，心安而不惧""形劳而不倦"就能减缓衰老。

1. 脑髓有余，人就身轻如燕，精力好

说到预防衰老，很多人就会问，什么脏腑在预防衰老的过程中起着最重要的作用？

其实，就是我们的肾脏。

《黄帝内经·灵枢·经脉》中说，"人始生，先成精，精成而脑髓生"。那么，这个精从哪里来？谁主精呢？

肾主精。精生出来以后，生成脑髓，脑髓充盈了，才能决定人的生命质量。

在过去，习武之人讲究修炼，说练武练到最高境界，其实练的就是大脑。大脑练的是什么？练的是髓，髓要充盈。髓充盈有什么好处？《黄帝内经·灵枢·海论》中说，"髓海有余，则轻劲多力，自过其度"——大脑里边的髓有余，人就会身轻如燕，力气很大，大到什么程度呢？"自过其度"——自己都想不到有这么好的精力。

当你脑髓充盈的时候，就能达到这样的境界。如果髓海不足，脑子里边空虚了，就会出现很多症状：

"脑转耳鸣"——头晕目眩，耳朵也老响，像蝉鸣。

"胫痠（suān，同酸）眩冒"——胫指小腿，"胫痠"就是小腿肚子经常"转筋"。"眩冒"是说头脑发蒙，头重脚轻，好像要摔倒一样。

"目无所见，懈怠安卧"——对眼前的东西视而不见，看见了，就好像没看见一样。有点儿像现在说的阿尔茨海默病的早期症状，也叫"慌慌无所见"。"懈怠安卧"是说经常觉得疲劳，一直想躺着。

以上就是脑髓不足导致的症状。脑髓由什么构成呢？是由肾精构成的，可想而知，肾在人的一生中起着多么至关重要的作用。

2.想出人头地、自强自立、智慧过人，就要好好养肾

在《黄帝内经·素问·灵兰秘典论》中是这么解释肾的。**"肾者，作强之官，伎巧出焉。"**意思是人活在世上，想出人头地、自强自立、智慧过人，就得靠肾，因为肾是我们的老本、根基。

"伎巧出焉"是说虽然你身体强健，但还想智慧过人，就离不开肾。为什么肾能产生智慧？因为肾精有余了以后，顺着脊椎把精髓灌注到大脑里，脑髓就充盈了。

当你的脑髓充盈时，就可以干吗？"轻劲多力，自过其度"，就有点儿心想事成的感觉。

现在我们常常觉得心有余而力不足，心里想得挺远，可没那么大的动能。动能来自哪儿？就来自我们的肾。肾是生而带来的能量，为什么叫先天之本呢？因为我们一生下来，老天就给我们注定了能量。

怎么区分人长不长寿呢？有没有一个标准？《黄帝内经·素问·上古天真论》里说得很详细，黄帝问岐伯："有的人岁数挺大的，但精力还很旺盛，还能生孩子，这是怎么回事？"岐伯说："此其天寿过度，气脉常通，而肾气有余也。"——这叫天命，是遗传的因素好。"气脉常通"——经脉都常通着；但最关键的是"肾气有余"——肾气强。

你要想长寿，从总的格局来讲，肾必须得好，才能真正长寿。而且《黄帝内经·素问》的第一篇《上古天真论》里有三分之一的章节，都在告诉你肾在人一生中的重要性。

3.发落、发白、骨不强，强骨最关键

"女子七岁，肾气实，齿更发长。"女子从七岁开始，肾气逐渐充盈，充盈的表现是什么呢？"齿更发长"——开始换牙，头发开始生长，变得茂盛。另外，"肾主骨，其华在发"，肾管着你的骨质，牙齿是骨之余，因此骨头结实，牙齿就长得结实；骨头不结实，骨质疏松，牙齿就容易松动，它们是一脉相承的。

还有头发是不是浓密，是不是有光泽，也靠肾——"肾主骨生髓，其华在发"。头发背后的能量就是肾精，肾精足，骨头就结实，头发就浓密、有光泽。

肾的重要性体现在肾精上，养足肾精，才能进一步达到"还精补脑"——给大脑充足的肾精，让脑髓充盛，你就可以达到心想事成、随心所欲的状态。这也是道家最后要修炼的一种境界。

人是从什么时候开始衰老的呢？《黄帝内经》告诉我们，女子"五七，阳明脉衰，面始焦，发始堕。"——女子三十五岁的时候，胃经（阳明经）开始衰退，面部开始枯槁，头发也开始脱落。

这跟肾有什么关系？实际上肾为先天之本，从先天带来了很多肾精，也就是给你自然带来了"本钱"，然后靠后天饮食来补充。如果肾精有余，就不用动用先天带来的肾精，不用动用老本，你就衰老得慢；如果你后天饮食不调、起居无常，好的营养没有真正被吸收，就得调用老本，把肾精调出来补后天的不足。

什么时候就开始调用老本了呢？女子大概在三十五岁，男子大概在四十岁时就开始调用老本走向衰老了。

谁主光泽？就是肾精。人的精少就会没精打采（"采"就是光泽）。女子在三十五岁的时候"面始焦，发始堕"；男子在四十岁的时候"发堕齿槁"——掉头发，牙齿松动。

实际上，衰老看两个标志。一是你的骨头是否强健；二是你的头发是什么状态——如果头发开始脱落、变白，就说明你老了。这是一个节点，在这时预防衰老是最关键的。

4. "志闲而少欲，心安而不惧""形劳而不倦"就能减缓衰老

在《黄帝内经·灵枢》中，有一个人体衰老的进度表——到了五十岁，肝先开始衰老；到了六十岁，心开始衰老；到了七十岁，脾开始衰老；到了八十岁，肺开始衰老；到了九十岁，肾开始衰老。

实际上，甭管是肝、脾、心、肺衰老，其实都贯穿在肾的衰老上。为什么？就是因为你的肾精不足，其他脏器才会依次衰老。

而且人衰老的过程跟四季轮转的过程是一样的，春属肝，五十岁时肝开始衰老；春季完了是夏季，夏属心，这时心开始衰老；夏季完了叫长夏，脾主长夏，这时脾开始衰老；长夏完了是秋季，秋属肺，这时肺开始衰老；秋季完了就到了冬藏的时候，万物一片寂寥，这时肾开始衰老。春生、夏长、秋收、冬藏，这也是人的生命轨迹。

既然人的生命轨迹是无法遏制的衰老过程，我们应该如何预防衰老？《黄帝内经》中就告诉你四季如何养生，在各个阶段如何保养自己的身体，达到四季轮转，而不是到冬天就消亡了。冬天是消亡的过程，也是储藏生机的过程。所以，你要是懂得储藏生机，就可以绵绵不绝地保持生命的动力，不把冬天当作一个消亡的季节，而是当作储藏的季节。你这么做，就有回天之力。

现在，既然你知道了这个规律，就可以顺着这个规律走。《黄帝内经·素问·上古天真论》里主要强调我们如何把握这种规律，它举了四种人：真人、智人、圣人、贤人。如果一个人能像真人那样懂得道，能悟道，就可以"寿敝天地，无有终时"——长生不老。但真人的这个境

界，我们达不到啊，那就退而求其次，还有圣人和贤人。圣人和贤人是我们可以追求的目标，怎么追求呢？要有圣人和贤人的思想才行，要知道圣人和贤人是怎么为人处世的。

比如"适嗜欲于世俗之间……行不欲离于世"，什么意思？我们要有一定的正常的欲望，这才叫生之为人，但怎么达到一个合理的状态呢？"志闲而少欲，心安而不惧"——心里平和，没有什么惧怕；"形劳而不倦"——虽然做了一些事，但不觉得疲倦，为什么呢？因为你的心里没有负担，做任何事的时候就不会疲倦，等于没有损耗。

为什么圣人、贤人做事会感到游刃有余？因为精足。

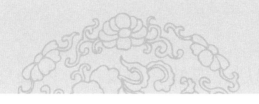

第二十八章

如何养肾才能真正有效?

- 肾有问题，四肢容易发冷，内心总有恐惧，甚至饥不欲食。怎么办？艾灸！坠足法！

- 不管是待人接物，还是生活工作，一定要吝啬你的气血，吝啬你的精力，不要随意耗费。

- 为什么养肾之前要安心定神？因为心不定下来，补肾就补不进去。

1. 肾有问题，四肢容易发冷，内心总有恐惧

前面我说了，精足则脑髓足，脑髓充沛的人做事就会游刃有余。所以，我们要是想长寿，就把力量集中在一点，也就是聚精会神。

怎么才能聚精会神呢？具体的方法是什么呢？

说到具体的方法，你就要先发现问题，比如怎么知道现在自己的肾越来越弱了？肾弱有什么表现？

《黄帝内经·灵枢》中说，如果肾有问题，首先你的四肢容易觉得冷，因为阳气不足，还会"善恐"——经常会觉得恐惧，再严重点儿就会"饥不欲食"——肚子里空了，但你感觉不到饿，没有食欲。（饥是肚子里没东西的感觉，饿是没食欲，因此饥和饿是有差别的。如果你一天多没吃东西，肚子空了，可是没食欲，这就是肾气不足的表现）

这时怎么办呢？古人说"灸则强食生肉"，意思是用艾灸的方法，灸一灸关元穴、气海穴，再灸中脘穴。这么往下一通，就可以"强食生肉"。

关于"强食生肉"，各种解释都有。最普遍的解释是，灸完了以后

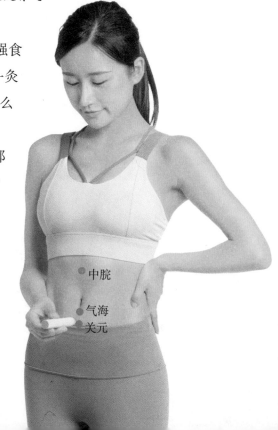

灸一灸关元穴、气海穴，再灸中脘穴，
可以大补肾气 →

中脘

气海
关元

为了增加营养，可以吃点生肉。但这种解释好像不太符合实际，人吃不下饭的时候，吃馒头都觉得堵，要是吃生肉就更堵了，因此历代很少有人这么实际操作。

还有一种解释，是说用艾灸的方法，强于硬吃东西，而不吃东西就不需要胃来消化，直接用艾灸进补，而不是先通过食补。这种解释在实际生活中比较行得通，而且也符合《黄帝内经》里的一个概念——"肾为胃之关"——肾是胃的一个关口，如果关口没通，胃的通道也就不通了。胃的关口打开了，食欲自然就会大开，你自然就想吃东西了。实际上，这种解释也更符合《黄帝内经》和道家的一些养生观念——不强迫自己做事。

有人说："我不习惯艾灸，艾灸的味道太大。"接下来，《黄帝内经》告诉你另一个方法——"缓带披发，大杖重履而步"。你不艾灸也没事，可以用导引法，实际上就是坠足法。这个动作会让你有种不由自主的感觉——身体变成了一种自由落体的状态。你把脚抬起来，然后它怎么落下，你就不管了，跟铅球砸在地上一样，不是你把脚使劲往下跺，而是把全身的体重都坠在脚上，因此叫坠足法。

练导引法，不是肢体要做什么标准动作，而是要心领神会，完全靠意念来感觉，在脑子里一定要有图像。有了这个图像，你做出来的动作就是那个动作；如果你的脑子里没有这个图像，而是牢记胳膊要按什么要求做，腿要按什么要求做……结果你分别按照要求做，就会导致做哪个都不对。

实际上，你做的动作跟原创不一样都没关系。只要你的心里已经体会到这种感觉，就可以了。坠足法主要是让你放松，而且坠足可以让气血到脚底。坠完足一会儿的工夫，你的脚底就发热了，气血就奔下面去了，这么做就补到肾了。

补肾是什么？补肾就是引血下行，把气血补充到脚底，脚底有力量，就有底气补充到根上。

2. 不管是待人接物，还是生活工作，一定要
　 吝啬自己的气血、精力

说到根，就不得不说到《道德经》。《道德经》中，人应该怎么补充能量，怎么长寿呢？

《道德经》说，"治人事天，莫若啬。"——甭管是待人接物，还是生活工作，一定要吝啬自己的气血、精力，要好好保养，不要随意耗费。

"啬"是一个很好的会意字，它上半部分是麦子的形状，下半部分是粮仓的形状，意思是收下麦子后，粒粒归仓，就不会有损耗了，这是一个积攒能量的过程。把你的精气血都补充给肾，成为肾精，人才能逐渐强壮。

这样做有什么好处？"夫唯啬，是谓早服"，什么叫"早服"？一个人很早懂得了养生之道，早早地服从了自然规律。

"早服谓之重积德"——早服，你就能重积德。什么叫德？能量。因为人就靠能量活着，所以"重积德则无不克"——当你的能量特别多时，什么都能战胜，这时你就可以心想事成、随心所欲。

"无不克则莫知其极"，"莫知其极"是说你都想象不到自己到底有多大的才能，都不知道自己能发挥出什么能量。因为你的脑髓太充盈了，精力太旺盛了，这时你就能不做而做，变成一种无为的状态，无为而无不为了。

实际上，道家说的无为就是说当你的能量特别足的时候，都不用自己主动干什么事，能量就自动去完成了。

3.安心定神，才能补肾养肾

有人说:"是不是养心比养肾还重要呢?《黄帝内经》中不是说'主明则下安'吗?"

是的,"主明"就是心要明,心明是为了什么?为了我们能更好地养肾。如果心不明,我们就不知道什么叫储存,也不知道什么叫耗费;而心明时,心就能定下来,然后就没有什么惧怕的,这时才能"志闲而少欲"——才能真正补到肾上(肾藏志)。

伤肾的事特别多,比如风寒伤肾,如果有风寒进入体内,人的肾阳气为了阻止风寒,就会消耗大量的肾能量。《黄帝内经·素问·四气调神大论》说,到冬三月的时候,正好该养肾了,怎么养?叫"无扰乎阳"。谁在扰乎阳?就是风寒。然后告诉你"去寒就温"——离寒气远点儿,别去冬泳,别去感受风寒。

接着说了"无泄皮肤,使气亟夺",什么叫"无泄皮肤"?就是说你别让毛孔张开出大汗,因为出大汗以后,身体里好不容易储藏的阳气就都散出去了。

"使气亟夺"是说体内的阳气屡次被外界的风寒夺走,是白白的损耗。所以一定要"无扰乎阳",固守身体的阳气。为什么要用艾灸的方法?因为艾灸不但不损耗阳气,还能给你往里注点儿阳气。

还有一个是恐伤肾,人有了恐惧,肾就要用大量的肾精抵御恐惧,就会伤肾。

为什么说养肾之前先要安心定神?养心主要是防治什么?让你不要过多地恐惧、思虑,这样肾才能得以好好地去养。肾为"封藏之本","封藏"就是藏着不耗费,为什么要封藏?因为肾精是与生俱来的,是我们的老本,是生命的种子,我们需要用它来生生不息,不要轻易使用,要尽量用后天的能量。

《黄帝内经·素问·上古天真论》中还说了这么一句话，"肾者主水，受五脏六腑之精而藏之，故五脏盛，乃能泻。"这句话是说五脏的精特别足，是供给肾来用的，而不是说五脏空虚，然后动用肾这点老本来补养五脏。这就反其道而行了，这样做，人就会衰老得快。

女子在三十五岁，男子在四十岁以后，就开始动用老本了。因此，为了让我们不动老本，少动老本，就要及时增强五脏的能量——"疏涤五脏"——没事的时候把五脏梳涤梳涤，让它的功能强大点，"故精自生，形自盛"——这时你生的精就是后天之精。

第二十九章

如何让脾不衰老？

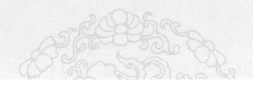

· 腿太粗、"蝴蝶袖"、"游泳圈"等问题，都可以通过调理脾胃来解决。

· "诸湿肿满，皆属于脾"——肉比较粗糙胀满，小腿肚子粗，大腿粗，肚子挺大，脸上肉肿满，毛孔粗，有油腻……

· 每个季节的最后十八天，都是脾当令的时候，要好好养脾。

· 为什么脾叫"谏议之官，知周出焉"——把最好的东西拣出来筛选出来，然后提供给你。

· 脾的功能叫"仓廪之官，五味出焉"——各个脏需要什么，它就给你补什么。

1. 减肥是减什么？主要减赘肉

生活中，每个人都想让自己的身材好一点，身上的肉更紧实、细滑点儿……而脾胃正好管这些问题。为什么脾胃管这些问题呢？这跟脾的特性有关。在中医里，"脾主肉"——身体的肉归脾管。

减肥是减什么？主要减赘肉。减肥一般减哪儿？减的是四肢、肚子上的赘肉，比如腿太粗了，大臂有"蝴蝶袖"，肚子有"游泳圈"等。四肢、肚子等处的肥胖，都可以通过调理脾胃来解决。

《黄帝内经》中说："诸湿肿满，皆属于脾"——身体的湿浊、肿满这些问题，都属于脾管。肿满给人什么感觉呢？皮肤、肉比较粗糙，小腿肚子很粗，大腿很粗，肚子大，感觉肿起来的样子……

为什么身体会出现上述这样的问题？因为你身体内有痰湿，而痰湿的源头是脾——"脾为生痰之源"。痰湿多的人脸色蜡黄、皮肤粗糙，而且容易长痘痘，头上的头皮屑也多。

另外，痰湿又称为重浊，重浊的危害是什么？让你困重——头上像蒙了一只袋子，整天昏昏沉沉的，整个人没精神，大白天老想睡觉，晚上却睡不着等。知道这些问题产生的原因——"诸湿肿满，皆属于脾""脾为生痰之源"后，我们就要回到根上去调理——"治病但求其本"，什么是本？明代医家李中梓说："肾为先天之本，脾为后天之本。"我们要靠好好养脾来掌控后天，好好调理自己的后天之本。

2.每季最后十八天，补脾健脾好时机

《黄帝内经》对养脾是怎么阐述的呢？《黄帝内经·素问·四气调神大论》中提出了很有意思的问题——春天由谁所主？夏天由谁所主？秋天由谁所主？冬天由谁所主？

什么是主？主就是神，《黄帝内经·素问·四气调神大论》中说，我们要找到五脏各自的神来调养。

春天调肝，叫养生之道；夏天调心，叫养长之道；秋天调肺，叫养收之道；冬天调肾，叫养藏之道。这就叫四气调神。

这四个大神都出来了，可是没脾，难道脾在四季中不起作用吗？带着这个疑问，黄帝在《黄帝内经·素问·太阴阳明论》中问岐伯："脾不主时，何也？"——肝主春天，心主夏天，肺主秋天，肾主冬天，为什么脾不主某个季节？

岐伯说："脾者土也，治中央，常以四时长四脏，各十八日寄治，不得独主于时也。"——脾是治中央的，中央戊己土，它的方位在中间，其实春夏秋冬都有脾的参与，"各十八日寄治"——每个季节，它都参与十八天，但又不专门主春夏秋冬，因此叫中央戊己土。（东边主什么？东边是东方甲乙木，是肝所主；南方呢？南方丙丁火，是心所主；西方庚辛金，是肺所主；北方壬癸水，是肾所主）

脾虽然不主四方，但它在中央，属土，四方它都兼顾，就像一个无名英雄一样——我给你们搭建平台，让你们在上面自由生长，这是脾的一个特性——很敦厚，《黄帝内经》里称之为"土曰备化"——土含万物，是无所不备；土生万物，是无所不化。

土有一个很大的德行——土德。土在《周易》中属坤，"地势坤，君子以厚德载物"。厚德指的就是脾的德行，它能承载万物，润藏万物。

"各十八日寄治"是什么意思？这十八日指的是每个季节的最后十八天。比如，冬三月最后的节气是小寒和大寒，也就是说小寒最末的三天，

加上大寒的十五天，总共是十八天，归脾所管。

有人说，我们知道这些有什么用？知道这些特别有用，前面说过，四气调神——每个季节要养相应的脏器，但有时我们养不好，比如冬天经常熬夜、受寒，伤了肾，在春天的时候就会得痿厥的病——浑身无力，四肢发冷，而且觉得这种冷是从体内生出来的。

出现这种情况，脾就在冬三月的最后十八天——脾令所主的时候，自动帮你来调节、修复身体。怎么调节？比如这时你可能会不自觉地想吃点儿什么甜的酸的；可能突然感觉晚上就困得不行，非得睡……这就是脾在不知不觉中帮你调节。

知道了这是脾在暗中起作用，我们就应该在这十八天里好好健脾，配合脾来调节冬天没养好的肾，让肾可以很好地过渡到春天。

3. 脾为"谏议之官，知周出焉"，专门为心肝肺肾服务

《黄帝内经》中也把脾叫作"谏议之官，知周出焉"。什么叫"谏议之官"？"谏"是说有一堆东西，脾能帮你去粗取精、去伪存真，把最好的东西筛选出来，然后提供给你。脾就起这个作用的。

"知周出焉"什么意思？知就是智慧，周是周到，脾能用它的智慧把四脏调和得很周到。"知周出焉"还有总结的意思——每个季节到最后都要总结一下，把不好的东西去掉，然后修整修整，重新再沉积沉积、调和调和。

4. 脾是"仓廪之官，五味出焉"

脾之所以有这么多好的功能，因为它还是"仓廪之官，五味出焉"。

什么叫"仓廪之官"？"仓廪"是大粮仓，四季出产的丰富物品都在里面；"仓廪之官"就是仓库保管员，专供"五味出焉"。

五味的表面意思是甜酸苦辣咸，但实际上这里说的"五味出焉"是指脾专门给不同的脏器输送不同的养料。比如酸味入肝养肝，苦味入心养心，咸味入肾养肾，辣味入肺养肺，甜味入脾养脾。"五味"进入仓库后，仓库保管员——"仓廪之官"——脾开始分拣，贴上标签，完后一一发送。各个脏器需要什么，它就给补什么。脾就是把最好的东西"分拣"出来专供五脏六腑的。

《黄帝内经·素问·四气调神大论》中虽然没有直接说出来脾主什么，但脾却在暗中起着重大的作用。《黄帝内经》里说它"常以四时长四脏"——在四季帮助四脏健康发展。

由此看来，脾是我们身体里的幕后英雄，从来都是帮助别人，但自己从不显露出来；是暗中帮助我们的"贵人"，德行很大，能承载万物。"天覆地载"说的是老天覆盖我们，大地承接我们，这就是脾的德。而且它"天无私覆，地无私载"——脾没有偏私，是一个公正不阿、对谁都一样好的脏器。

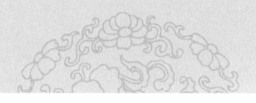

第三十章

使用哪些经络穴位就能养好脾胃？

- 要想调和所有的脏腑，都要先通过脾这关。

- 越是营养的东西，越需要脾的功能强才能吸收，因此脾强才能进补，如果脾弱，就会虚不受补。

- "脾胃不足为百病之始"。

- 脾的运化能力弱了，脾虚了，就揉五脏的原穴。

- 当觉得脾堵了，就揉六腑的合穴。

1.脾得先补好，才能进补；
如果脾不好，就会导致虚不受补

前面谈过，每个季节的最后十八天是脾所主，这时我们要抓紧季节交接的当口好好调养脾。怎么调养呢？脾在五行中属土，土里长的东西脾都喜欢，比如土豆、地瓜、山药、花生等都养脾。

有时你可能会突然想吃点儿红薯、土豆之类的食物，或者是想吃点儿甜食，这就是脾在告诉你，多给它点儿能量，它要帮助其他脏腑了。比如你突然想吃点儿酸甜的食物，这是它想补肝了；如果你想吃点儿甜苦的食物，比如巧克力、咖啡，这是它想补心了⋯⋯⋯

总之，要想调和所有的脏腑，都要先通过脾这关。

很多人想通过吃点儿好东西来补肾、补肝⋯⋯其实，进补是有前提的，得脾胃先受纳，才能"五味出焉"；如果脾胃不受纳，五味就出不来，也就是说仓库满了，装不下东西了，哪还能往外传送。

营养越高的食物，需要占用脾的功能越多。因此，首先得你的脾好，功能强，才能进补；如果脾不好，你还想补益其他脏腑，就会导致虚不受补。

"金元四大家"之一李东垣看到脾胃在五脏中的重要性，专门写了一本书叫《脾胃论》。书中说了一句很著名的话："脾胃不足为百病之始。"——如果脾胃补养得好，百病就生不起来，人的正气会很足。当时他发明了一个著名的方子——补中益气汤。健脾胃可以吃补中益气丸，还有一些其他的成药，比如参苓白术丸、启脾丸、人参归脾丸⋯⋯都是健脾的。

知道了脾的重要性，又知道了脾的功能，我们在日常生活中就可以健脾了。

　　之前说了很多健脾的食物，还有很多现成的食物，比如山药薏米粥、小米粥、玉米粥、胡萝卜、白萝卜（既健脾又补肺）、南瓜……都是健脾的好东西。请一定记住，进补得先通过脾这关，如果不通过脾，什么都补不进去。

2.要想健脾，就揉五脏的原穴

　　健脾的穴位在身体里最多，而且随处可见，随手可摸。比如五脏的原穴都属脾，都属土，跟脾都是相通的。

　　如果你觉得脾的运化能力有点儿弱、有点儿虚（脾虚主要有以下表现：吃不下东西，动力不足，觉得疲倦，想蜷缩，白天老想睡觉……），那就揉五脏的原穴吧！

　　肺的原穴是太渊穴，脾的原穴是太白穴，肾的原穴是太溪穴，肝的原穴是太冲穴，心包的原穴是大陵穴，心的原穴是神门穴。这些穴位都是健脾的，可以给脾动力。

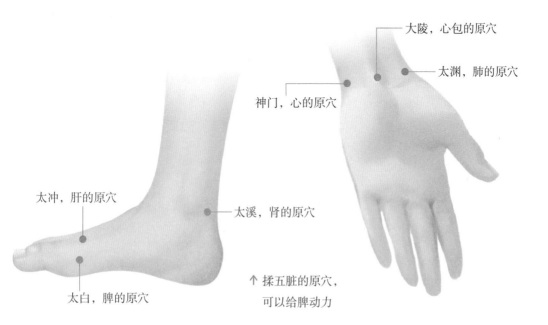

↑揉五脏的原穴，可以给脾动力

3. 如果你觉得脾有点儿堵，就揉六腑的合穴

如果你觉得脾有点儿堵，脾胃不运化，就用六腑的合穴。六腑是指大肠、小肠、胃、三焦、胆，还有膀胱。

其中，大肠的合穴在胳膊肘附近，叫曲池穴；小肠的合穴在胳膊肘内侧，叫小海穴；胃的合穴在膝盖骨外侧下方约四指宽的地方，叫足三里穴；三焦的合穴在肘后，叫天井穴；胆的合穴在膝盖旁边，叫阳陵泉穴；膀胱的合穴在大腿根膝窝下，叫委中穴。这些都是健胃、行脾的穴，可以帮脾运化。

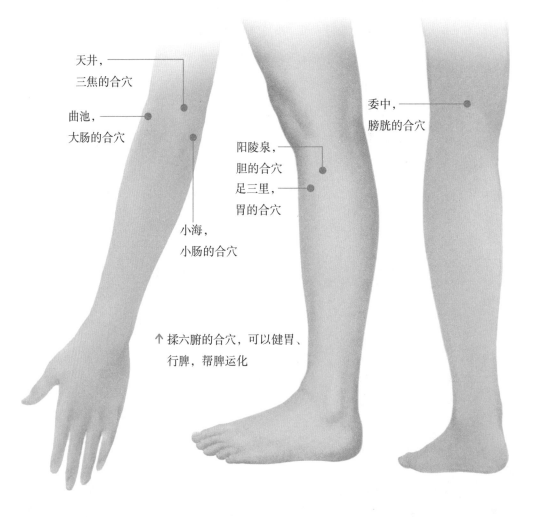

天井，
三焦的合穴

曲池，
大肠的合穴

委中，
膀胱的合穴

阳陵泉，
胆的合穴

足三里，
胃的合穴

小海，
小肠的合穴

↑ 揉六腑的合穴，可以健胃、行脾，帮脾运化

如果你照镜子觉得脸有点肿，有了眼袋，上眼皮肿，肚子也肿了……这就是"诸湿肿满，皆属于脾"。有了这种症状，你就知道该健脾了。

肿满就是脾有痰湿导致的，这时需要先通。它不是虚的症状，虚让人感到浑身无力，不想动弹；湿让人感到所有东西都往出膨胀，有堵闷的感觉——头胀，九窍不利，觉得哪儿都不舒服。这时赶紧揉揉胃的合穴——足三里穴，用手拨弄胆的合穴——阳陵泉穴，如果有麻的感觉，效果就出来了。

你还可以敲敲肘后三焦的合穴——天井穴。"决渎之关，水道出焉"，敲天井穴就可以把体内的湿气排出去，也运化了脾。可以这么说，哪个合穴都从不同的通道通着脾。

我把这些穴位提供给你，你可以根据身体的感觉随机选用。比如你因为生气觉得不通，就先敲敲天井穴；或者可能因为吃得有点儿多，就先揉揉足三里穴……根据不同的症状，选用不同的穴位。

另外，有味中药叫藿香正气（藿香这种芳香的东西能把脾唤醒，能正气——气又重新正了），是一味祛湿祛寒、健胃行脾的良药，如果你感觉脾有点儿堵，脾胃不运化，也可以配合穴位来使用它。

如果你吃东西不消化，从脾经本身去健脾更方便，而且更好学。首先揉揉脾的原穴——太白穴，再揉公孙穴，公孙穴在太白穴上面一寸。另

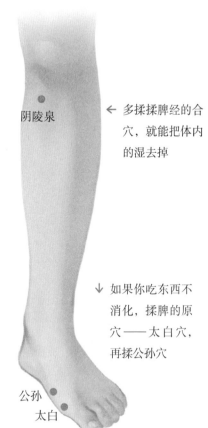

阴陵泉

← 多揉揉脾经的合穴，就能把体内的湿去掉

↓ 如果你吃东西不消化，揉脾的原穴——太白穴，再揉公孙穴

公孙
太白

外，在膝窝下方有一个健脾除湿的大穴——阴陵泉穴，是脾经的合穴，多揉揉它就能把体内的湿去掉，好血就能过来了（因为湿气占了好血的位置。陈血不去，新血不生）。

另外，两肋的肋骨间有两个穴位叫章门穴，章门穴是脾的募穴，募是指脾的能量在这里聚集，所以一捶肋骨，脾的能量就被调动起来了。而且章门穴又是肝经上的一个穴位，借助肝的力量给脾，能量就会更大。

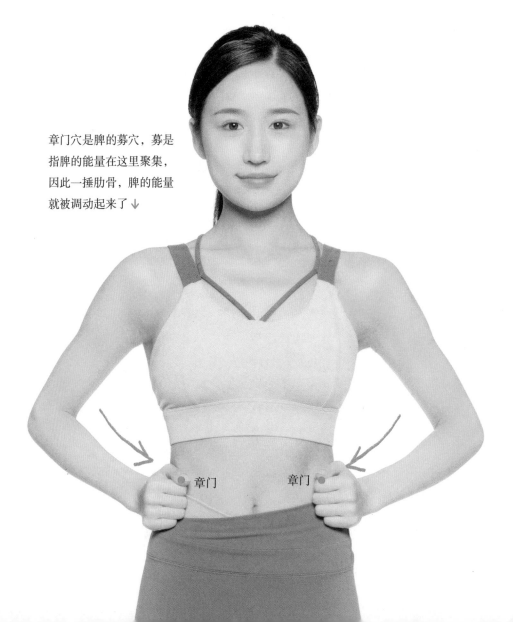

章门穴是脾的募穴，募是指脾的能量在这里聚集，因此一捶肋骨，脾的能量就被调动起来了↓

章门　　章门

你没事的时候可以敲敲章门穴，实际上在敲带脉的时候就连章门穴一起敲了。为什么号召大家多推腹？因为整个大腹都归脾管，所以你通过推腹这么一个简单的动作，就把脾都健运了。

知道了这些原则后，你就知道自己是需要往里进补，还是需要先通一通。你可以用白萝卜、胡萝卜煮汤，既补脾又通脾。如果你不知道脾胃的虚实，那也没关系，山药健脾、萝卜通脾，你可以把山药和萝卜放在一起煮，既健脾又通脾，具体比例要根据你当时的情况来定。如果脾胃堵得厉害，就多加萝卜；如果虚得厉害，就多加山药。

总之，记住一个原则——不通不补。不通的时候进补就变成了呆补，补的东西进不去，就会停在那里。

当你记住这个原则后，处理任何事都变成了一种直觉，觉得就应该这么做，而且这么做会很舒服。

慢慢地学会用身体的这种感觉，实际上这种感觉是你久违的一位朋友！如果你习惯用逻辑思维做事，就会抛开身体的感觉。为什么人们做了一些事会后悔？就是因为做了自以为应该做的，但身体不喜欢做的事。因此我们做什么都要身心合一。

总之，脾给人的感觉就是平平常常，就是生活的一个平和状态。实际上这也是万物的规律，《道德经》上说"致虚极，守静笃"，是说守脾的平和状态。"万物并作，吾以观复。夫物芸芸"，芸芸众生生长，最后还归于脾——"归根曰静，静曰复命"，才能真正地"复命"——从头再来，重整旗鼓，重新获得能量。如果你能学会这种复命，能量就会源源不绝，四季轮转，生生不息。

如果你有这个能量，就能知进知退、慎终如始，一生平安无恙。这也是《黄帝内经》和《道德经》共同给我们提出的一种养生之道——"知止不殆"。所有东西得有一个最基本的平台，你要在这个平台上才能起步。"九层之台，起于垒土；千里之行，始于足下。"要打好后天之本的地基，就要靠脾。

4. "少吃多得味，多吃活受罪" "劳倦伤脾"

知道了脾的重要性，在日常生活中，你就可以时时刻刻健脾了，按摩经络也行，吃点儿健脾的食物也好，同时，也要远离那些伤脾的东西。

什么会伤脾？饮食过多、劳倦则伤脾，就这么简单。"饮食自倍，肠胃乃伤"——如果你吃多了肠胃就会受不了。俗话说："少吃多得味，多吃活受罪。"少吃就能真正吸取营养，多吃就会堵在那里，吸收不了就会变成毒素。少吃才能多得，一定要记住这点。

《黄帝内经·素问·上古天真论》中说"形劳而不倦"，意思是你干点儿活其实心里很高兴，不会觉得疲倦，而且还能把精气神唤醒。劳不一定让人倦，但疲劳过度，而且劳的时候心里不高兴，就容易倦。

脾有一个特性——"思则伤脾"，脾好思，好想细节，这是脾的一个天性。因此，如果脾的运化能量不足，你就会拘泥在小事上，老想不开，为此忧愁烦恼。这时再干活就容易劳倦，就会伤脾，思伤脾，劳倦伤脾。知道了这些，今后你尽量别做伤脾的事。

好好吃饭，好好睡觉，才能归于平常。脾就是一个平常之脏，平平常常才是真，平平常常才是幸福，平平常常才是真的健康。

5. 健脾，其实是在戒贪

人们每天都要照镜子，如果你照镜子觉得自己精神很好，面色红润，皮肤细腻、光滑，心里很舒畅，这一天的精神都很不错；如果照镜子时发现睡了一宿觉，脸肿起来了，面色蜡黄，这一天的情绪都会不好，甚至思维混乱，没精打采的……

其实，只要你天天以镜子为鉴，就能及时地找到问题，及时去修复，让自己变得更完美、更完善。

做人要"生于忧患，死于安乐"——时时观察自己哪里有问题，并且及时去除。现在人们有这么好的工具——经络，而且食品跟过去完全不同，品种繁多，健脾的食品更是不胜枚举。如果李东垣先生活到现在，可能就不会写《脾胃论》了，因为他生活在一个兵荒马乱的时期，可以选用的健脾食材实在太少，人们大多营养不良，所以强调健脾胃；而现在人们需要少吃，因为营养过剩。

知道了这点再读《脾胃论》，你就知道过犹不及——所有东西要是过了，就会成为负担。你有多大容量，就收纳多少东西。可以说，健脾其实也等于是在戒贪，把过多的贪欲驱除在外。如果把过多的贪欲吸收进来，实际上身体是消化不掉的。

人想要健康，需要整体都平衡。正应了"知周出焉"——有智慧地让五脏都达到平衡，让身心都达到平衡。如果你想美容，其实不只是表面的问题，而跟内心、精神上都是相关联的，达到总体的平衡，人才能真正美容，你每天照镜子的时候，才能觉得光彩照人，就是因为气血健康。为什么气血健康？因为脾胃健康，脾胃里都是清流，没有浊气。最平常的健身法就是推腹，可以让你的五脏、身心达到基本平衡。每天推腹，把肚子里的三浊去掉，让新鲜血液在身体周流，就能健康、美容，让你心想事成。

第三十一章

养脾胃，用"推腹法"；
补肝肾，"敲带脉"

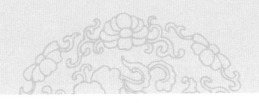

· 通经络无非就是通心肺（上焦）、脾胃（中焦）、肝肾（下焦）。

· 养脾胃，用"推腹法"。

· 补肝肾，"敲带脉"。

1. 通经络无非就是通心肺（上焦）、脾胃（中焦）、肝肾（下焦）

我在讲经络养生话题的时候，有好多朋友一听到经络、穴位，脑袋就有点儿大，他们还是愿意简单点儿，觉得能不能不专门找某个具体的穴位，就可以保养自己的身体。比如走路的时候是不是就能通经络，举手投足之间是不是就能按摩穴位，等等。

有没有这样的一些方法呢？

你每天的举止、坐卧都可以说是在通经络，只是自己不知道具体通的是哪儿而已。实际上，通身体的经络无非就是通上、中、下三焦——上焦为心肺，中焦为脾胃，下焦为肝肾。你不用具体想"三焦"到底是什么，因为古人为"三焦"争论了一千多年，不同的人有不同的理解，直到现在还在争论中，所以你就简单地理解为三个不同的部位吧。

• 什么是"上焦如雾"？

《黄帝内经》中说，"上焦如雾"，就像早上起来，你走在山间的小路上，感受清雾正慢慢滋润到身体里，感觉非常舒畅，说上焦（心肺）给你的营养是以这种方式给的。

• 什么是"中焦如沤"？

什么是"沤"？沉浸了一段时间的东西叫沤，比如水一直停在一个地方就会沤，湿衣服放久了也会沤。我们平常吃下去的食物，都需要在中焦（脾胃）进行转化、酝酿，就像酿米酒，得搁一段时间才能转化成有营养的东西，因此叫"中焦如沤"。

• 什么是"下焦如渎"？

"下焦如渎"，"渎"是沟渠，既包括清水，也包括下水沟。

下焦属肝肾，它的作用是把身体好的东西收集起来，变成人体的精微物质；把不好的东西通过"下水道"排出去。

2.调身体，实际上就是调"三焦"

知道了"上焦如雾""中焦如沤""下焦如渎"的含义后，我们在平时生活中怎么调理三焦呢？

• 调养脾胃（中焦）——"推腹法"

调养中焦就推腹、揉腹——用掌根从心窝下推到肚脐眼附近。每天推一两百下，经常推一推，脾胃的功能就增强了。

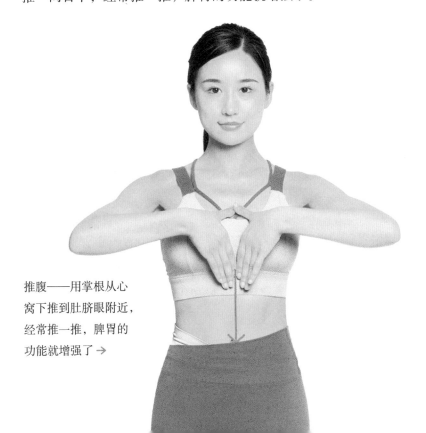

推腹——用掌根从心窝下推到肚脐眼附近，经常推一推，脾胃的功能就增强了 →

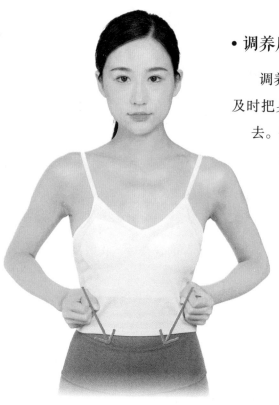

• **调养肝肾（下焦）——"敲带脉"**

调养下焦，就是通身体的"下水道"，及时把身体内的脏东西（比如二便）排出去。你可以敲带脉——手握成空拳，从两边的肋骨向中间往肚脐眼下边敲，形成一个三角形，这样能改善下焦功能。

3.你能找到一个穴位的真实感觉，其他的就能触类旁通

如何使用经络按摩？你可以一个穴、一个穴地找，也可以一条经、一条经地用，还可以上、中、下三焦大范围使用。关键是你得经常使用，就怕学而不用。看着收藏了好多，其实一点儿用都没有。

其实哪怕只是一个穴位，你把它用熟了，努力就没有白费。能找到一个穴位的真实感觉，其他的穴位就能触类旁通。就怕知道的所有东西都是模模糊糊，一知半解，需要用的时候却用不上。因此，希望你了解了经络养生的原理后能多多实践，让它成为一个实用的方法，而不是纸上谈兵。

第三十二章

你嘴里发出的声音
就能保养五脏

- 《封神演义》里的哼哈二将厉害在哪里？

- 我们的身体也有"哼（太渊穴）哈（商丘穴）二将"。

- 大便不利的时候，试试"哼哈二将"的威力。

1.强壮脾、肺功能，离不开"哼哈二将"

●《封神演义》里的哼哈二将厉害在哪里？

前面，给大家讲了一些行动坐卧方面的养生小方法，但是有的朋友说这些东西我们过去都听说过，你得激起我们点兴趣，讲点比较神奇的，功用强大的，有没有？

其实古代给咱们留下了很多神奇的书，比如《封神演义》，这也是练功的书。有的朋友说这不是什么姜子牙灭纣王的事嘛，怎么变成练功的书了？这你就当成一个传说来听吧。

书里有一个比较好玩的故事。讲了两位大将哼哈二将，哼将的名字叫郑伦。他有什么本事？他的本事可了不得——甭管你多厉害的武将，跟他只要一错马一交锋，他的鼻子发出"哼"，对方就从马上落下来了，什么宝贝都使不上，什么武器也砍不着他，还没砍呢，人家一"哼"，你就从马上摔下来了，很厉害。

说起来，这哼虽然是从鼻子里发出的一个声音，却能发出两道白光。这白光厉害，能摄人神魄，结果这人就待不住，没魂魄怎么待得住呢。后来哼将郑伦就保了武王了，也反对纣王了。结果纣王那边又派了一个大将——哈将，这人叫陈琦，他有一个特异功能，就是嘴一张，大嘴哈一声，喷出一股黄气来，这黄气喷谁脸上，谁马上晕了……

有一次，哼将郑伦正好出去运粮去了，哈将陈琦这会儿挑战来了。这当口，姜子牙派了好多将官去迎战，都让人家一哈，全逮起来了。怎么办呢？正好哼将郑伦回来了，说我得会会这个，说我师傅当时跟我说，就我一人会这功夫啊，怎么还有一个会哈的呀，我看看。然后心想先下手为强。

　　碰面后，郑伦赶紧先给陈琦来一哼，但陈琦一想，后下手遭殃，我也赶紧哈吧，这同时一哼一哈，一块儿响了，一股白光加上一股黄气冲在一块儿了，结果这俩人，一个嘴啃泥，一个倒栽葱，全从马上摔下来了。

　　这是一个很好玩的故事。在《封神演义》里，哼哈二将最后都被封神，都放到庙里了。现在我们去庙里，一进山门，就有两个人在那站着，有时候左边一个右边一个，有时候俩放一块，横眉立目的。有一个张着大嘴，那是哈将；还有一个爱翻着鼻孔，这是哼将。有时候民间还把他们贴在门上当门神爷了。

　　有人说，你跟我讲一神话故事想说明什么呀？实际上这是告诉你一个武功秘诀，就是你发力点在什么地方。为什么他一哼能发出白光，是哪使劲？白光在中医五行里代表肺的能量，黄气代表脾的能量。一个练肺，一个练脾，都能练出很大能量。

● 我们的身体也有"哼（太渊穴）哈（商丘穴）二将"

　　说到脾和肺，说到如何健脾，如何补肺，具体落实到我们身体的哪些穴位呢？有两个穴位，一个是"哼将"，它就是手腕子上的太渊穴，是肺经的原穴。"哈将"就是脾经的原穴，在脚内踝上，叫商丘穴。

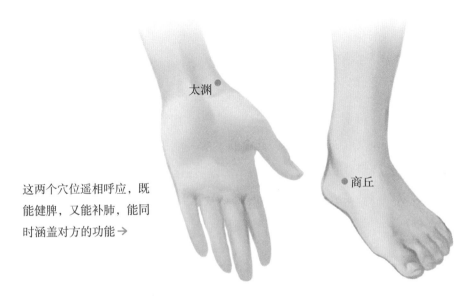

太渊

商丘

这两个穴位遥相呼应，既能健脾，又能补肺，能同时涵盖对方的功能 →

为什么把肺经的太渊穴和脾经的商丘穴搁一块儿呢？因为这两个穴位遥相呼应，既能健脾，又能补肺，能同时涵盖对方的功能。比如太渊穴，它虽然是肺经上的，但它又是个土穴，正好通着脾经；商丘穴虽然在脾经上，但是它穴性属金，又通着肺。因此你在揉商丘穴的同时揉揉太渊穴，肺和脾就都补上了，既能健脾，又能补肺，效果非常完美。

• "哼哈二将"对身体有什么用处？

有时候我们看那些练武的人，拿一些木棍打肚子，拿沙袋撞，这时候他们会发出"哼"或者"哈"这样的声音，这是武林中人一种锻炼的方法。但是我们普通人平时也不练武功，什么时候能用上"哼哈二将"呢？

实际上你也能用。很多朋友大便不爽，大便无力，有时候握紧拳头，使劲也不行，下不去，有人说那就吃点香蕉润滑润滑……

其实，这力量根本就不在大肠那儿，光靠润滑没用，得从上面往下推。肺的力量是往下沉降的，而脾管运化，它俩的力量都行。

有的朋友大便不好，你可以鼻子里发出"哼"，声音不用太大，一"哼"感觉大便就开始动了。还有的人"哈"一声后，这脾的运化功能增强了，大便也出来了。

这是告诉你日常中一个有用的方法。你如果大便挺好，那平时走路的时候，你一人没事就哼一下哈一下，既增强肺的功能，也能练脾的运化功能。

还有一个撞丹田的方法，练的时候如果你能发出一个哼哈的声音，实际上是调动了你的精气神，让全身产生一个整体的力量，一个合力。这样在做什么事的时候就不会受伤，所以对自己是一种保护。

讲以上这些，有的朋友会说你就谈怪力乱神的，然后发出一个"呵呵"的声音。其实，你别小看这"呵呵"，能量可是非常大。

2.嘴里经常发出什么声音能保养五脏？

为什么心里烦乱时要"呵呵"？

为什么"嘘"能疏肝利尿？

为什么脾胃不舒服时，多"呼呼"就能好转？

为什么理肺可以用"嘶"的声音？

为什么发出"吹"的声音能养肾？

为什么哪都不舒服，无名火大时发出"嘻嘻"声就能缓解？

•"呵呵"通心

前面我说完哼哈二将的故事后，有好多朋友说越讲越玄乎了，没讲到具体的穴位、经络，怎么就讲到哼哈二将上去了？还对我发出"呵呵"的声音。

其实"呵呵"之音，也通着一个脏腑——心，因为五脏通五气，各个声音代表着不同的脏腑，比如"呵呵"代表五脏里心的能量，心发出的声音，与心是相通的。如果你觉得心里烦乱，就不妨经常"呵呵"两下。

•"嘘"通肝

肝对应着什么声音呢？肝对应着"嘘"的声音。"嘘"这声音大家可能小时候会经常用，小时候爱吹口哨，没事吹着口哨，怎么回事？肝气旺的人就爱吹口哨。肝气虚的人吹不了口哨。我们看演唱会，吹口哨的都是肝气足的人，因为他自然就想吹。而且肝主情，他要表达他的情感，必须吹口哨。这都是自发的。

还有，"嘘"本身有利尿的作用，就是疏肝利尿。给小孩把尿的时候，你发出"嘘"的声音，没一会儿孩子就尿了。

• "呼"通脾

"呼"的声音通脾，比如搬运东西以后很累，站在那就会发出一些"呼呼"声歇一歇，这就是身体在自我调节，对脾进行了一种补养。

• "嘶""哼"通肺

调理肺用什么声音呢？"嘶"的声音。比如有时候跟人吵架了，生了一口气，然后你发出"嘶"几分钟，气就可以舒缓。

有朋友问我，说你上次讲哼哈二将，说一"哼"后肺的能量增强了，然后这个"哈"是发出了脾的能量的声音。怎么这次说肺发出的声音不是这个"哼"了，而变成"嘶"的声音了，这两个矛盾不矛盾？怎么可以发出两种声音呢？

实际上，这就相当于我们日常生活中，你说这个食物健脾，健脾的食物有山药，有土豆，还有白菜、萝卜，还有人参，它们能量级别不一样。你说我平时的时候，来两根人参吃，这就不行。平时咱们就吃点白菜、土豆、萝卜。因此平时调和肺气就用"嘶"的声音，它既能补又能泻。

你说我要想增大、增强肺的能量，那调和的声音"嘶"就不行了，就要用到"哼"音了。

"哼""哈"二音跟我们说的平时调养脾、肺发出的"呼""嘶"并不矛盾，都是有益于肺和脾的方法，不过能量的级别不同。

• "吹"通肾

调理肾用什么声音？用"吹"的声音。

而且什么情况下，都可以用"吹"来调理肾。但关键是怎么吹。

这个"吹"不是吹口哨，吹口哨是嘘，不是吹。

在六字诀里，"嘘"主肝，"吹"主肾，"呵"主心，"呼"主脾，"嘶"主肺，"嘻"主三焦。举一个例子，父母把小孩撒尿，一吹小孩的尿就出来了。吹口哨为什么管用？调动肝气了，跟肝发生感应了。但是你发现没有，小孩要撒尿，光说"嘘"没用，小孩也不撒。其实，嘘只是一个引子，你要先正常发出"嘘"这个音，紧接着用气把这个"嘘"吹出来。吹也一样，分两步走——先发"吹"音，然后就一直用气声发"吹"。

• "吸"通三焦

三焦的作用是什么呢？就是把这五气通调一下，如果五气不和，用三焦来总调和一下，就像一个大管家一样。

三焦发什么声音？是"吸"。所以觉得五脏不调和了，哪都不舒服，有无名之火，你平时的时候，嘴里发出"吹"的声音，对身体就是一个总的调和。

• 每天依次用气声把"呵呵""嘘""呼""哈""嘶""哼""吹""吸"发一遍，五脏就得到了保养

有人说了，我知道声音对五脏的好处了，怎么用呢？

要想放松心情，用声音调理五脏，可以在遛弯的时候嘴里发出"嘶嘶"的声音去调理肺。一会儿又发出"呵呵"的声音。

如果心里烦乱，可以经常"呵呵"两下；可以一会儿发出"嘘嘘"的声音，疏肝利尿；一会发出"吹吹"的声音来调肾；一会儿又发出"呼呼"的声音调理脾；一会儿又发出"吸"的声音来调三焦。反正把这六个音依次发一遍吧。

这样转了几圈以后，五脏六腑就都调和一遍，气也顺了，心情会变得愉快。

每天这么调节以后，会觉得气越来越顺，而且对气的感觉也越来越敏感，就越来越知道哪个气和哪个脏腑相通了。就像《黄帝内经》里所说的，"气从以顺，各从其欲，皆得所愿"，五脏都达到了满足。

每天看上去都神采奕奕：
好好养神

第三十三章

人为什么会耗神，
因为心不安、心不定?

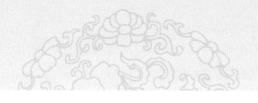

- 人为什么会耗神? 因为心不安、心不定。

- 五脏各有其神，养神的关键在于互不打搅，各安其位，各尽其能。

- 灵感不是可遇不可求的。

- "虚其心，实其腹"就能会神，"弱其志，强其骨"就能聚精。

1. 人为什么要养神?

为什么要养神? 因为现在大多数人的精力都不是那么充沛, 很多人都活得没精打采的。有的人虽然看起来有点儿精神, 但也好像刚去洗手间拿冷水冲了冲头一样强打的精神, 而不是神采有余, 这都是平时神耗得太多导致的。

《黄帝内经》中有非常多关于养神的篇章, 而且**把养神排在养生的第一位**。《上古天真论》就说过 "恬惔虚无, 真气从之, 精神内守, 病安从来"。意思是说, 如果你的精神在身体里守得住, 就不会被疾病侵袭。因此, 不管是从调理疾病, 还是从日常生活的保养来讲, 养神都是占据首位的。

《黄帝内经·灵枢》中有一篇叫《本神》, 专门说神耗散的原因和如何养神。黄帝曾问太医岐伯: "……魂魄飞扬, 志意恍乱, 智虑去身者, 何因而然乎? " 这是什么意思?

"魂魄飞扬", 就是魂不守舍。

"志意恍乱", 就是意志慌乱, 六神无主, 干什么事都没有主心骨。

"智虑去身者", 智是智谋, 虑是谋虑, "去身者" 是说好像没有什么思考的能力, 想也想不明白, 想聚精会神也聚不起来——神都离开身体远去了, 走在路上像行尸走肉一样。

"何因而然乎", 这是怎么回事呢?

"天之罪与? 人之过乎? " ——是老天对他的惩罚吗? 还是他日常没调节好自己而造成的呢?

黄帝希望岐伯给他说一说其中的缘故。

2. 五脏各有其神，养神的关键是互不打扰，各安其位，各尽其能

在前面，岐伯没有正面回答黄帝的问题，因为岐伯这种智者不是说你问一个问题他就会直接告诉你答案，他不是这样的，他是先把问题陈列开，摆在桌面上让你看清楚。如是，问题就不再是问题，反而会成为答案。

岐伯说："你要是想知道人为什么会魂不守舍、精神涣散，就得知道身体里到底有多少个神在控制着我们，哪个脏腑管着哪个神。"——古人特别强调人的脏腑和情志之间的关系，因此一定要明白这个原理。

《黄帝内经》中讲，肝主谋虑，胆主决断，忧悲伤脾，恐伤肾，这些都是人的神，但和心神比起来，它们只能算是小神。有个成语叫六神无主，意思是没有一个可以起决定作用的神，人就会慌乱，不知如何才好。《黄帝内经》特别强调心得安，心得定，心得有所主，这才是养生的真正前提。

《黄帝内经》有一句话，叫"主明则下安，以此养生则寿"，"主明"就是心主，就是神。这句话是说神志很清楚，大脑很清晰，五脏才能各安其位、各尽其能，才不会产生冲突。因此，不是整天睡觉，或者什么都不想就能养神，而是五脏各安其位，各尽其能，各守其职，才能真正达到养神的目的。

睡午觉就是一个非常好的养神方法。为什么睡午觉能养神呢？因为中午是心神所主。睡午觉的时长最好是二十分钟到半小时，这样神就可以养足，睡得多神会昏散，反倒起了相反的作用。

当然所有东西都是因人而异的，有的人神气特别旺，让他睡午觉反而会头疼、烦躁，这样的人就不需要睡午觉。

养神最关键的一点是一定要知道我们的神都管哪儿，知道具体管哪儿了，用起来就方便、顺手。在我们的身体里，有的神管思维，有的管

感受，有的管直觉，有的管灵感……它们之间不能互相冲突，要各安其位，各尽其能，各守其职。

养神一定要各归其位，如果脱离本位，也就是说魂不守舍了，就养不了神。因此养神也叫定神，神定住了、安住了就叫养神。

说得具体点儿，大脑分三个部分，最上面的叫头脑，中间的叫胸脑，最下面的叫腹脑。头脑在脖子上面，胸脑在膻中附近（按道家的说法是中丹田，丹田就是能量聚集的地方），腹脑在肚脐眼下三寸（过去练功叫意守丹田，守的就是这里）。

它们各自主管的思维不一样，头脑管的是逻辑思维、推理分析；胸脑管的是感受，比如喜欢不喜欢、舒服不舒服、幸福不幸福、快乐不快乐……正如《灵兰秘典论》中说："膻中者，臣使之官，喜乐出焉。"

有人问："我想有创造性思维，有原创的东西，不想抄袭别人的作品，但头脑想不出原创的东西。靠感受有时才能产生原创的东西。比如写诗如靠思考写出来的，虽然写得不错，但没有什么奇思妙想的内容，都是泛泛的，得靠感觉才能写出好诗。那么奇思妙想的、原创的东西在哪里产生？怎么产生？"

其实，就在腹脑中产生。你知道哪些地方产生什么样的思维，就会用哪个脑，用它的专长，而不是用它不专长的地方。

3. 把气血集中在丹田，就能产生灵感

我们能不能自己创造灵感呢？实际上完全可以，只要你知道产生灵感的地方在哪儿，就能创造灵感。有部动画片叫《聪明的一休》，主人公一休遇见难题的时候，总是怡然自得地闭上双眼，盘腿而坐，有时会用手指在脑袋上画两下，没过几分钟，眼前一亮，灵感就来了。

一休的灵感是不是思考出来的？其实不是，你观察一下他思考时的姿势——盘腿而坐，气沉丹田，因此他的灵感产生于丹田，也就是腹脑。

我们要创造灵感，产生原创的创意，就要把气血集中在丹田。

《灵兰秘典论》中有句话："小肠者，受盛之官，化物出焉。"表面上看，"受盛之官"是说小肠把胃里的食物承载下来，然后分清泌浊——把好的东西变成营养，把不好的东西变成二便排出去。实际上，我们都忽视了这句话背后的含义，这里的"盛"不是盛载的意思，而是盛大的意思，"受盛"是说接收到了巨大的能量，这个能量从上来自心，从下来自肾。心给的能量叫神，肾给的能量叫精，精和神相合就是精神，也就是

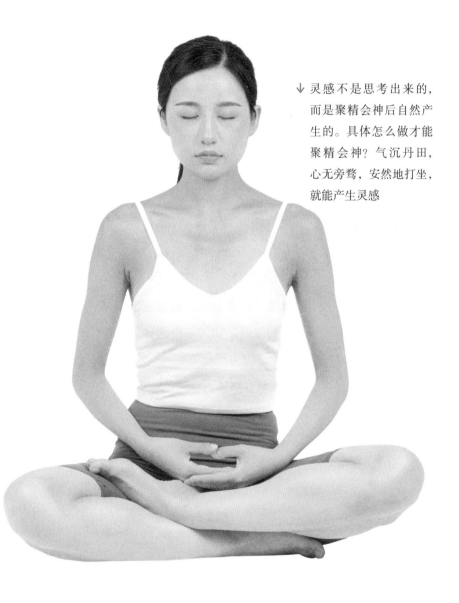

↓ 灵感不是思考出来的，而是聚精会神后自然产生的。具体怎么做才能聚精会神？气沉丹田，心无旁骛，安然地打坐，就能产生灵感

聚精会神，聚精会神就能产生灵感。

灵感不是思考出来的，而是聚精会神后自然产生的。具体怎么做才能聚精会神？气沉丹田，心无旁骛，安然地打坐，就能产生灵感。灵感是被"孵化"出来的，而不是被思考出来的。

有的人只想养神，不想养灵感，认为自己的工作都没完成，还养什么灵感，把日常工作干完就可以了。其实，日常工作中也有情绪化的东西，如果只是思考如何解决情绪化的东西，就会导致思考不明白。思考不明白就会苦恼，一苦恼就会耗费大量的气血，还没干活，就先疲劳了。

举个例子吧，一休小时候很淘气，也特别聪明。有一天，一休在厅堂打坐，突然尿急，跑去上厕所，还没跑到厕所就憋不住了，于是对着庙里的大佛撒了泡尿，拿童子尿浇了大佛。方丈一看急了，拿木鱼就要敲一休，说："你敢尿佛！"一休说："方丈，你刚才不还讲：'十方三世皆是佛，佛无处不在。'既然佛无处不在，你说我往哪儿尿啊？无论尿在哪里我都会浇到大佛。"

方丈一听，觉得一休说的有道理，就很纠结："十方三世皆是佛，我们应该敬佛、礼佛，可一休往佛身上撒了泡尿，我应不应该打他……"老和尚愁眉苦脸地盘腿而坐，怎么想都想不明白。再看一休尿也尿完了，高高兴兴、蹦蹦跳跳地玩儿去了。

这个故事说明一个道理，**思考不能代替直觉的东西，不能代替不思考的东西，不能代替感受的东西。**如果你把这些思维掺和在一起，就想不明白了。而一休想得明白，因为他思考的时候思考，感受的时候感受，直觉的时候直觉，所以他就没有烦恼。

我们经常会产生烦恼，比如跟人产生冲突，跟家里人不合……这都是因为我们用头脑代替了胸脑思考问题。举个例子，有些家长为了孩子的营养问题费尽心机，看了菜谱、营养书，炒了一盘菜，里面有胡萝卜，自认为很有营养，对四五岁的孩子说："这道菜最有营养，你必须把它吃掉。"孩子吃了一口就吐了，说："太难吃了，我不吃。"家长说："这道菜有营养，你必须吃！"孩子说："太难吃了，我就不吃！"

你说孩子有没有错？有些急性子的家长因为此事可能还会打骂孩子，结果这顿饭就吃不下去了，甚至有的家长还会逼着孩子吃下去，这样吃下去的东西孩子能消化吗？不但不会变成营养，反而会成为毒素，留在孩子的肚子里不消化。这就是用不同的脑解决同一个问题的后果。

孩子并不知道什么是营养，也不知道为什么必须吃胡萝卜——这都是逻辑思维，都是理性观念。孩子只知道不好吃的东西不吃，他的感觉就是胸脑的感觉。但家长说："你得听我的，有营养的东西必须吃。"孩子说："不好吃的东西我不吃。"

本来是一件很正常的事，结果孩子因此挨了一顿打，挨了一顿骂，因此孩子很纠结、很困扰地说："难道不好吃的东西必须得吃下去吗？"家长说的营养对孩子来说，完全没有任何概念，但这种习惯会伴随着孩子长大成人变成自己的想法。

有些自己不想做、没兴趣，但觉得应该做的事，就会去做，就像"胡萝卜有营养，就应该吃它"。可是我的胃告诉我，即使我吃完了，胡萝卜也不会被消化。长大成人的时候就会把它们混淆在一起，导致精神上的东西和感受到的东西，喜欢的东西和不喜欢的东西发生明显的冲突，人就会因此崩溃，想不明白，想不通。

不属于同一个脑子思考的问题，强行思考就是对牛弹琴，鸡同鸭讲，永远讲不通，因此永远会产生冲突、纠结、不和。

要想和睦，要想幸福，要想一切顺理成章，就各用各的脑子——该用头脑的时候用头脑，该用胸脑的时候用胸脑，该用腹脑的时候用腹脑，不能相互混淆，这样人才能把神养足。

4. 聚精会神防衰老，腹脑使劲蹲着走

日常生活中，你会发现一个现象，想不明白的人就爱皱眉，靠逻辑思维思考问题久了就容易头痛，因为用的是头脑。

还有人对感情方面的很多事情想不开，整天都在想"我对他那么好，他怎么还不喜欢我"之类的问题，找各种理由。理由本来是用大脑思考的，可是感情问题没有什么理由，喜欢就是喜欢，不喜欢就是不喜欢。

你问一个人："你为什么喜欢吃？"他就没法回答这个问题，只能说："我喜欢吃咸的。"你说："为什么喜欢吃咸的？"他又没法回答了，因为这个问题不能用大脑来思考，而要靠感受来回答，所以人想不开的时候就容易胸堵、胸痛。

想不通的时候就会肚胀腹痛，因为思考问题用的是直觉，用的是腹脑。有些孩子写作文的时候就会肚子疼，因为写作文是一个原创的过程，原创的东西得无中生有才能想出来，他没有这种脑子，就会用腹脑使劲，所以他就会想不通，导致肚胀腹痛。

其实，肚胀腹痛也有好处，有时逼着孩子去上厕所，大便排出去的时候，灵感不知不觉地就产生了。因此，厕所通常是一个创造灵感的处所，很多艺术家都在厕所创造出了优秀的作品。

如何聚精会神呢？老子在《道德经》中说："虚其心，实其腹，弱其志，强其骨。"你把头脑静下来、空下来，不要思考任何问题，把这种能量、意念降到肚子里去——意守丹田，这就是"虚其心，实其腹"。

这时心神就往小腹这里汇集，一半的能量已经来了。"弱其志，强其骨"——减少欲望，能量才不外散，把能量聚集到精髓里，就叫聚精。

聚精、会神在一起，就把两股能量聚集在小肠了，也就是聚集在关元、丹田这个位置。因此会说，"小肠者，受盛之官"。

虽然你知道了聚精会神的方向，但究竟怎么做才能把能量聚集在小

腹中呢？有一个很简单的，每个人都可以做的方法，只要你有这个想法，就能达到聚精会神的目的。

这个方法就是蹲着走，实际上，蹲着走的好处不仅在于走本身，更在于能聚精会神，能把人们的心神都灌注到小腹中。

为什么走路时要用肚子使劲？其实，就是用关元穴这个源发力点使劲。它有源源不绝的先天之力，用这里使劲，走路就不会耗费你的后天之力。

即使你没吃什么有营养的东西，这里仍然能产生力量，它是源源不绝的先天之力，是心肾相合的，是聚精会神的，它的力量非常强大。

老子在《道德经》中讲"为无为，则无不治"，就是说把精和神会聚在一起，做事就无往不利。

蹲着走不是练肢体（所有的动作都不是练肢体），而是练你的精和神。把精和神两大能量聚集在一起，就能产生无穷的力量，这就叫"无为而无不为"。

这种能量不用自己额外地使劲，就能给你源源不断的力量。所以，**防止衰老，得让心和肾相交，也就是精和神相合，这就是防止衰老的最重要方法，也是我们的目的。**

前面讲的腹脑好像是精神方面的东西，实际上精神和身体是一体的，和能量也是一体的。因此，你要**防止衰老，就要聚精会神；要想聚精会神，最简便的方法就是蹲着走。只要蹲着走，精也聚了，神也会了。**

如果你质疑这个方法是否符合道理，得先尝试一下。有人探讨跑步到底有没有好处，我说："在讨论之前，你先去跑一圈，再讨论跑步的好处。"从来都没跑过步的人，没法谈跑步的优劣，没有身体的感受，光有头脑的感受，就是没有胸脑的思维，只有头脑的思维，就没法谈感受。用头脑感受了以后，一定要用胸脑去体验、实践、行动，才能真正地感知头脑所感知的事物，达到心意相合、知行相合的目的。

　　说了这么多，只是想告诉你，实际上人体不只有一种逻辑思维，还有好多感受、直觉的存在，它们都不是虚无缥缈的，只要你能聚精会神，把心沉下来，就会有来自内心的感受、声音。

　　其实，内心的感受就是你最好的老师。我们从内心得到的这种能量，才是养神最好的方法。

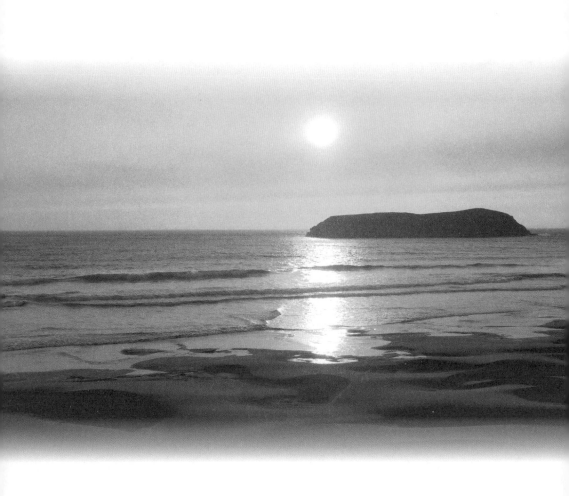

魂要守舍：
好好睡觉

第三十四章

气血是人的"粮食"，
精髓是人的"种子"

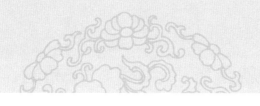

· 人要动了老本（精髓），就老得快。

· 晚上十一点到凌晨一点是长精的时间；凌晨一点到三点
  是长血的时间；凌晨三点到五点是长气的时间。

· 晚上睡觉前，把十个脚指甲都摁一遍，哪里痛就多摁，
  有非常好的安眠作用。

· 揉脚趾盖，就能睡好觉——引血归肝，让魂守舍的
  方法。

1.睡不好就会伤"老本"——精髓，人就老得快

我在网络上发过一条关于睡觉的文章，很多网友都特别感兴趣，纷纷转发。实际上，睡不好觉已经成了现代人当下一个普遍的问题——不是睡不着觉，就是睡不好觉，要不然就是不知道怎么睡觉，才能把精气神补足……

其实，人的本能就是吃饭、睡觉，可现在人们都不太会睡觉，即使想睡，有的人也睡不着。还有的人故意不睡觉，什么原因呢？有时候觉得睡觉耽误时间，还不如玩会儿手机，或者做自己感兴趣的事，还有的人觉得晚上有灵感……

实际上，只要你睡够了，早上起来就会精神十足。但现在很多朋友早上起来没精打采，如果再这样耗下去，就该动你的"老本"——精髓了。

人要是动了精髓，就衰老得快。大家都怕衰老，但又一个劲地动"老本"，想法跟行为就南辕北辙了。

还有的朋友认为可以吃点儿好的东西，比如冬虫夏草、西洋参等就能补上。

补精气神需要从两方面入手，如果单从一方面入手，不但补不成，还可能补出负担，越补越弱。

什么原因？人体的精和血都是有形之物，有形之物生成速度慢，比如你吃完牛肉，不会马上就长肌肉，成气血了，它需要一个较长的过程，而且有一个必须的条件——睡觉，还必须在特定的时间睡觉。

2. 晚上十一点到凌晨一点是长精的时间；凌晨一点到三点是长血的时间；凌晨三点到五点是长气的时间

人体什么最重要？精、气、神，还有血。

那什么时间能长精？晚上十一点到凌晨一点，也就是子时。

凌晨一点到三点是丑时，属肝经所主，是长血的时间。

凌晨三点到五点是寅时，属肺经所主，是长气的时间。

由此可见，你要是想长精、血、气，这几个时间段就必须好好睡觉，精、血、气才能养成。

其中，气相对来讲好养成，也就是说不怕你早起，就怕你晚睡。如果你晚上九点左右就睡觉了，早上五点起床，觉得有点儿困，只要稍微打个小盹，马上就能全补回来。

但是，如果晚睡觉，精和血却补不回来，因为它们不是马上就能生出来的东西，就跟酿酒似的需要一段时间、一个过程。如果你长期在造血、造精的时候不睡觉，这精血就造不成，造不成就没有新鲜的东西给你供养，因此就得动用原来储备的能量，储备的能量用完了就该动"老本"了。老本是什么？就是髓，这髓是不能轻易动的东西，就像人体的"地基"，不能乱动，否则人体这座"房子"就不牢固了。

"脑为髓之海"。

如果人长期耗血，又补不上，就只好挖掘自己的"地基"，"地基"都在什么地方？在脑子里——"脑为髓之海"。你如果挪用脑髓，就会经常觉得脑子里空，有时想什么东西想不起来，健忘；即使原来思维敏捷，现在也迟钝了。

脊髓在脊椎里，**"脊为髓之道"**——脊椎是脊髓的通道。

如果你的脊髓随着精血消耗慢慢变少，你会发现自己开始驼背了，想挺直身体却做不到，就是因为髓少了，脊椎有点儿空。

"骨为髓之府"，"府"什么意思？就是装髓的地方。骨头里有骨髓，如果髓被调出去，就会导致人体骨质疏松，骨质流失，骨头就会变得脆弱，容易骨折，像股骨头坏死等很多问题都会出现，人就衰老得很快。怎么造成的，晚上没睡好觉，没在该睡觉的时候睡觉占很大原因。

子时、丑时一定要把觉睡深、睡好。

国外的研究结果也是这样，这段时间是深度睡眠时期，只有睡好了，你的精气神才能养足。

不要小看睡眠的重要性，你吃的东西再好，如果晚上不睡觉，营养物质不能被充分地合成气血，就变成了半成品。这个半成品是你最不希望看到的，是什么东西？就是赘肉。到时你还得费时间去减它，又得耗用好多气血。你与其耗用气血减肥，不如让它在生成的时候直接生成精和血，别生成赘肉。

具体应该怎么做呢？晚上要早睡觉，一定要在十一点前睡觉，这样就能长精。如果工作不允许你这样做，起码得在十二点前睡觉，才能保证把血长好。

气血是人的"粮食"，精髓是人的"种子"。 你吃完粮食，一看发现没得吃了，就该吃种子了，一旦种子被吃光，人的寿命也就完结了。

因此，**要想长寿，要想防衰老，得从睡好觉开始。**

3. 每天揉十个脚指甲，就能睡得踏实——引血归肝，让魂守舍

人有很多欲望，其中一个是食欲，一个是睡欲。如果你没有食欲，再好的东西放在面前也吃不下去；睡觉也一样，即使你想睡，而且知道睡觉有好处，但晚上就是睡不着，在床上"翻烙饼"……

那怎么办呢？只要你能先认识到睡眠的重要性，这就是一个最好的

开始——凡事你只要意识到它的重要性了，就会在这方面多关注、多用心。

其实，睡不着的主要原因是气血没有降到脚底，如果气血聚集在头上，你肯定就会睡不着。只要气血往下降，降到脚底，你就能有充足的睡眠。

让气血往下降到脚底的方法有很多，可以用"推腹法"，让你的肚子里没有浊气，"胃不和则寝不安"——肚子不舒服，肯定睡不踏实。要想心平气和，还得把气降到脚底。

怎么做？每天晚上睡觉前，你把脚上的十个脚指甲都用手摁一遍，你觉得哪儿痛就多摁哪儿，有非常好的定惊安神作用。

这招对小孩睡不好也管用，如果小孩夜里哭闹，容易做噩梦，你就给他摁脚趾，十个脚趾挨个摁一遍，孩子就能睡得踏实。

脚指甲在五脏里归肝管，实际上肝就管睡觉，因为肝藏血，晚上血入肝。**有一句成语叫魂不守舍，肝藏魂，肝是管魂的，如果你魂不守舍，就睡不踏实。**

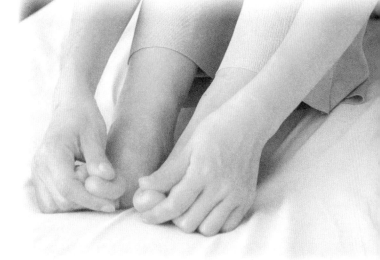

每天晚上睡觉前，你把脚上的十个脚指甲都用手摁一遍，你觉得哪儿痛就多摁哪儿，有非常好的定惊安神作用 →

怎么才能让魂归肝呢？血足的时候，魂就归肝了；血少的时候，魂就在外边飘着——魂不守舍。夜里魂回到肝里，血都归肝了，魂也就回家了。

指（趾）甲通着肝，甲为肝之余气，有的人指（趾）甲不好就跟肝有关。知道了这个原理后，你只要常揉指（趾）甲，肝血就通到肝了，然后肝血就会补足在肝里边。肝血一回到肝，人自然就能睡好觉，睡得安稳。

因此，每天揉十个脚指甲，就能让你睡得踏实。

很多体内气血有瘀堵的人，一揉脚指甲就痛得厉害，而当你把脚指甲挨个揉一遍，就有种郁结的气突然被释放出去的感觉，心里会觉得很舒服，好像紧张以后突然得到放松的感觉。

你不妨试一试，晚上看电视的时候，就可以揉。每天揉各个脚指甲半分钟，揉的时候好多人会哈欠连天，马上进入睡眠状态。

实际上，揉脚指甲就是一种引血归肝的方法，让魂守舍，这样人才能真正安眠。

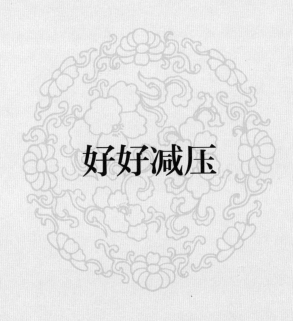

好好减压

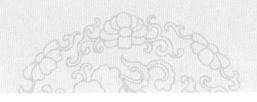

第三十五章

人体自有"减压阀"——经络

· 压力大，身体出问题了，先调节身体还是情绪？

· 学会把不平之气转化成我们身体的正向能量。

· 要想平时不容易生气，多推大腿内侧的肝经。

1.压力大，身体出问题了，
先调节身体还是情绪

有网友给我留言说："现在职场压力太大，每天都情绪不振、心理失调，身体也说不上哪儿不舒服，一会儿胃疼，一会儿头疼……应该怎么调节呢？从哪儿开始入手？从身体还是从情绪入手呢？"

实际上，情绪和身体发生的问题是一回事，但它们可能不会同时出现。举个例子，中午吃饭的时候，摆了一桌的好菜好饭，你却没胃口，不但没胃口，吃了两口以后，胃还疼上了（当然，是在食物没问题的前提下）。

怎么回事？这时你就要考虑是不是胃有什么问题了？——也有可能是胃确实已经有问题了，你可以去医院查一查。但你可能已经去医院查了好几次，也没查出什么毛病，这时你就需要静下心回想一下、观察一下。

你可能会突然想起一件事——早上跟领导吵了一架，吵得还挺凶的。气一直没消减，虽然已过了好几个小时，但中午吃饭的时候根本没胃口。

通常，我们觉得胃疼和生气没什么关系，实际上它们是密切相关的。但为什么我们会觉得没什么关系呢？因为有时候胃疼和生气这两种情况不会同时出现，胃疼的情况会往后拖延，心理上的问题会先出现，情绪先爆发了，身体上的不适过一会儿甚至过一天才会出现，所以我们有时就想不到身体的症状和心理因素有什么关联，觉得这是两码事。

再举个例子。在雷雨天，我们都是先看到一道电闪，然后过了好半天，才听到雷声"轰隆隆"过来。小时候我们觉得闪电是闪电，雷是雷，长大后才知道原来这是一个东西，只是一个先感知到，一个后感知到而已。

情绪的变化感知得快，因为它是无形的；身体的变化感知得慢，因为它是有形的。这就是你早上跟领导吵架生气，到中午胃才疼的缘故。

既然你知道了身体症状和心理因素的关系，那该怎么办啊？是消这气还是治这胃呢？是治精神还是治身体？实际上，你只要学会经络养生的原理就知道，**经络是通着身体和精神的桥梁，因此你揉一揉经络、穴位，身体和情绪就都通了。**

中医治病有一个原则——急则治其标，缓则治其本。比如你胃疼得很厉害，就要先解决疼的问题，生气的问题稍后再说，这就是"急则治其标"。

具体治疗胃疼的方法是什么呢？

揉胃经上的中脘穴——在肚子中间位置；还有最著名的治胃疼的穴位足三里——在膝眼下三寸位置，你用手敲或点揉足三里穴上下左右，都会管用。

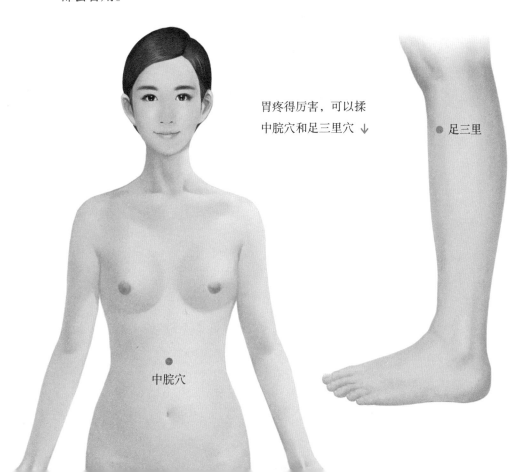

胃疼得厉害，可以揉中脘穴和足三里穴 ↓

● 足三里

中脘穴

其实，很多穴位不用揉得特别准，你用拳头敲一敲，就能找到最痛的点。但要注意"离穴不离经"，你可别敲到其他经上去。只要确定是在胃经上，你就敲吧！哪怕你不知道足三里的具体位置，胃疼也能得到缓解。

敲完足三里穴，胃疼应该能缓解，但如果你还是觉得有隐隐的不适，这就跟情绪有关了。

为什么会感到隐隐的不适呢？因为你的气还没散，还在那儿顶着，这时就需要消气了。

肝最容易生气，怒伤肝，跟领导吵架是因为怒气，那就要调理肝，就要找肝经——最好找的一段肝经，就在大腿内侧裤线上——从大腿根到膝盖之间，你用大拇指推，肯定有很痛的点，那是你郁结的气在那积着呢！你就把结点使劲推一推，一推，可能肚子就会咕噜咕噜响，会打个嗝或者放个屁，这时肚子真是一点儿都不疼了。

如果用了这些方法还不管用，也没关系。因为你可能胃里还受了点儿寒，这时如果你光推大腿内侧的肝经，效果可能就差点儿。

如果寒气和生气的气这两种结在一起，寒凝血滞、气滞血瘀，就要

怒伤肝，要调理肝，就要找肝经——最好找的一段肝经，就在大腿内侧裤线上——从大腿根到膝盖之间 →

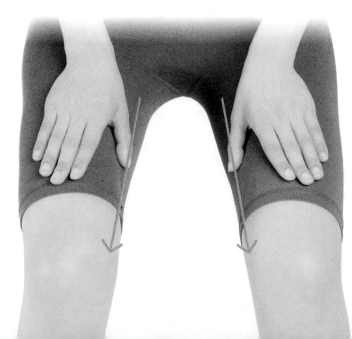

揉后背的肝俞穴，拿大拇指拨弄，会感到里面有一条硬筋。拨弄开后，硬筋一散，肚子就一点儿都不疼了。

知道了这些方法，胃疼的问题就解决了——当你胃不疼了，一想起早上让你生气的事，也生不起来气了，不良情绪也随之化解了。这就叫身心同治。

如果你受寒了、生气了，→ 就要揉后背的肝俞穴

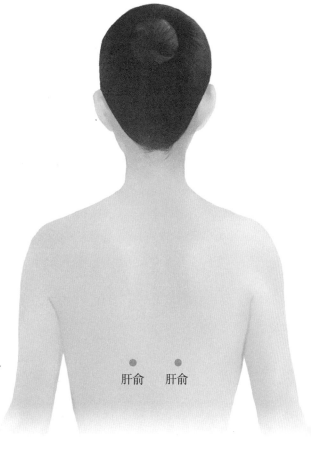

肝俞　肝俞

2.学会把不平之气转化成身体的正能量

实际上，气是一股能量，分布在我们精神和肉体的不同地方，我们要学会化解、抚平那些不平之气，把它疏散开，转化成正向的能量。所以我们按肝俞穴后就会觉得心平气和，不仅胃不疼，甚至还有食欲了。

要知道，在心平气和、胃口大开的时候吃东西，才能真正消化。生着气的时候，最好别吃，因为这时吃了也不会消化，还会造成胃液分泌紊乱——肝胃不和。那么，平时容易生气，甚至天天都会生气的人，要怎么防患于未然呢？

既然你已经知道肝经管消气，没事的时候就可以推推肝经。如果你的大腿内侧已经不疼了，还想继续巩固，不想平时老生气，那你就接着往下找，找到大脚趾和二脚趾之间的缝，顺着缝往上两厘米处的脚背上

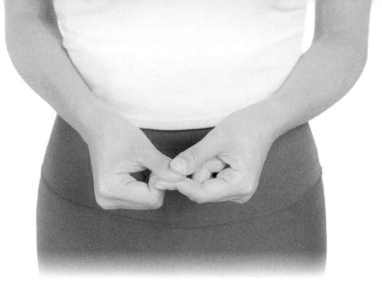

↑ 每天捏捏大拇指指甲盖，能达到肝脾双补的目的

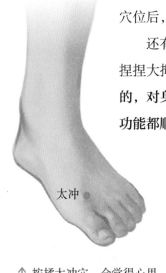

太冲

↑ 按揉太冲穴，会觉得心里
很开阔，很舒服

有一个穴位——太冲穴。太冲穴是肝经的原穴，按揉这个穴位后，你就会觉得心里很开阔、很舒服，还想再揉揉。

还有一个更容易揉的穴位——大拇指的指甲盖。每天捏捏大拇指指甲盖，**又健肝又健脾，能达到肝脾双补的目的，对身体是一个很好的调理。这样一来，你整个肠胃的功能都顺畅了，心里也会觉得很愉快、很平和。**

通过这个例子，你就知道怎么调节自己的身心以达到平衡的目的了。你可以顺着这条"藤"，找到自己的病根，进而把病根祛除。

这就是《黄帝内经》中说的"上工治未病"——趁着病还没发生，就能防患于未然，把它治好。

这个"治"不是治疗的意思，而是治理的意思，先治理产生疾病的因素，把产生疾病的环境消除，就不会产生相应的疾病——疾病分为两种，一种是心理上的不调，一种是生理上的不适。经络通着两扇门——一个是心理之门，一个是生理之门，我们从哪扇门进入都可以。通过经络，就把两扇门都打通了，达到身心的统一、协调。

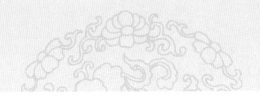

第三十六章

减压的智慧

· 艾灸哪个穴位可以减压？

· 走路时多想"安步当车""闲庭信步"，在家闲坐时多多跪坐。

· 按劳宫穴就能安心，按太冲穴就能消气。

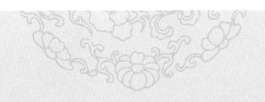

1. 艾灸哪个穴位可以减压？

现在很多朋友生活、工作压力太大，整天神魂不安、失眠健忘，感觉生活就像被一只无形的大手推着往前跑，想停都停不下来……为什么慢不下来呢？因为人的思维变快了，习惯变快了，原来的惯性是匀速的，现在的惯性变成加速的了。因此每个人的生活节奏越来越赶，早上起来赶着上班，即使回家仍有很多事还得加班，心里想的都是超前的事，这就在无形中给自己造成了很大压力。

怎么让自己的心安定下来呢？中医里有很多方法，比如艾灸，效果很好。实际上，艾灸除了能给你增添能量以外，还能给你一个安静的空间。

"灸"字上面一个"久"，底下一个"火"，意思就是给你持续不断的温暖。艾草的香味有催眠的作用，所以你艾灸时，心情就能得到放松，有点儿昏昏欲睡。

通常，艾灸两个穴位的效果不错，基本每个人都适用——一个是中脘穴，在肚脐眼儿上边，你用手一摁，感到比较敏感的地方就是中脘穴。有句话叫"胃不和则寝不安"，你肚子不舒服，总感觉到肠胃胀，就睡不踏实，心里也不安定。艾灸中脘穴就可以把整个肠胃调顺，把气调顺，这样血就归于肝，就能睡得踏实。

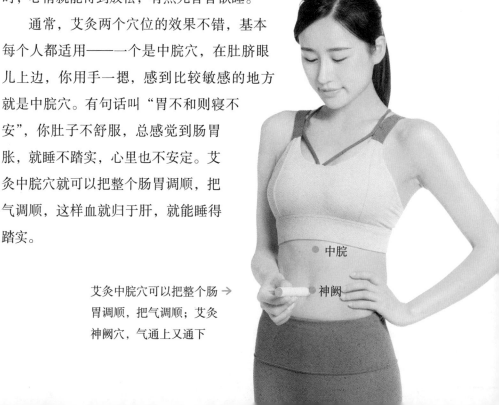

艾灸中脘穴可以把整个肠 →
胃调顺，把气调顺；艾灸
神阙穴，气通上又通下

还有一个穴位是神阙穴，就是肚脐眼儿，要注意：灸肚脐眼儿的时间别太长了，否则会灸红甚至起泡。神阙穴也是大穴，你灸一下就能感觉到好处——气通上又通下，是百通的穴位，"神阙"有很大的、很神奇的力量。实际上你只要实践一下，就会有神奇的效果。

除了艾灸以外，还有其他方法能让心静下来，比如练瑜伽，瑜伽有金刚坐、盘腿坐等，坐一段时间，心就慢慢地静下来了。

2.走路时多想"安步当车""闲庭信步"，在家闲坐时多多跪坐

现实生活中，其实我们随时随刻都可以让自己静下来。

走路的时候可以让自己静下来。原来走路时急匆匆，现在走路时想一个成语——"安步当车"或"闲庭信步"，其实就是散步时，脑子里有这种意向，就能静下来。

坐的时候也可以让自己静下来。古人的席地而坐，就是现在说的跪着，是一个很好的静心方法。你可以在看电视、玩电脑或者玩手机的时候席地而坐。这个动作本身不重要，关键是能培养一种静下心来的思维。如果能培养起这个思维，并且在行动、坐卧、举止等各方面都能以这种思维面对，遇事不会慌乱，就能坦然应对。

3.按劳宫穴就能安心，按太冲穴就能消气

在我们身体上，有好多穴位都能调节人的情志。比如你手掌心上的劳宫穴。现在人们经常处于紧张状态，比如上司要找自己问话，或者让自己写点儿什么东西的时候，就有点儿紧张，甚至手心都会出汗，心里没定下来，这时可以用大拇指揉一揉手心，心情很快就能平静下来。

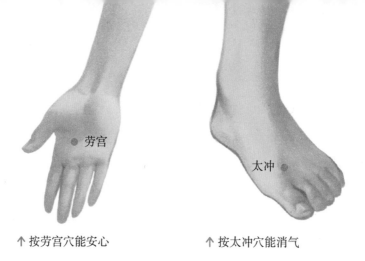

↑ 按劳宫穴能安心　　　　　↑ 按太冲穴能消气

　　职场上，作为下级会经常感觉到上级的压力，所以职场中人每天都可能会生一肚子气。人一旦生气，就会造成经络不通，有没有什么消气的方法？之前我经常提到一个"消气穴"——太冲穴，位置在脚背第一、二跖骨结合部之前凹陷中，常按这个穴位，就能消气。

　　有一年，我去湖南做讲座，接待我的是一位五十多岁的妇联主任，说话声如洪钟，看上去有点儿女强人的感觉。见面时她对我说："我得感谢你，我原来整天心情都不好。原因倒不是来源于工作，说到工作我是一马当先，大家都听我的，而是来自家里。老公总跟我吵架，他的职位也不低，我俩在家里总吵架，就是不相让。过去我们一吵架我就生一肚子气，他也很气。自打我看了你的书，知道了'消气穴'——太冲穴，再跟他吵架时，我就活学活用，在屋里把脚搁在沙发上，然后用大拇指按太冲穴。一边说我一边按，一点儿都不生气，心里还挺痛快的。现在你看到没有，我整天精神抖擞，你都说我比原来年轻了。原来的更年期综合征也不知不觉地随着按这个穴位消散了。今天我得当面谢谢你。"

　　当时我听得有点儿哭笑不得，我也不知道这是帮了她还是害了她。在现实生活中，如果你知道这些比较有用的穴位，经常随手揉一揉，找找穴位的感觉，一旦找着了，就会成为你的随身法宝，常与你相伴的好朋友。

　　一个小小的穴位，一个小小的艾灸，都是能让我们安心的法宝。不要忽视这些小动作，一旦我们养成一种静下心来，能够坦然面对一些事物的心态，生活将会变得完全不同。

任何运动
都不能疲劳

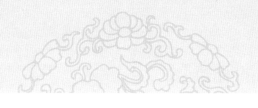

第三十七章

选择适合自己五脏天赋的运动

· 运动以后，你的身心都愉悦，这就是好的运动。

· 在运动之前，要选择适合自己五脏天赋的运动。适合肝的运动是走路；适合肾的运动是跳跃（蹲着就能补肾虚，跳跃就能强肾）；适合心的运动是登高；适合脾的运动是跪坐；适合心包的运动是慢走。

· 任何运动都不能疲劳，疲则不长。

· 知道适合自己五脏的运动了，就可以根据自己身体的情况，想补哪补哪，想强哪个五脏，就锻炼哪个项目，然后循序渐进。

1. 好运动的标准：
运动完了以后，你的身心都愉悦

有人问我："养生提倡不提倡运动？是静着好，还是动着好？是累得满头大汗，还是稍微出点儿汗好？"

实际上，一切都是因人而异的，过犹不及，一切事情都讲求恰当，什么叫恰当呢？

一方面，运动完了以后，如果你的身心都愉悦，而且也没有觉得疲劳不适，没有什么勉为其难，这种运动就对你有助益。

另一方面，在运动之前要对自己的身体有一个了解。

身体比较虚的人，你就先别做强烈的运动，从做一些补虚的运动开始；本来身体不错的人，想变得更强，可以稍微做些剧烈运动。也就是说，张飞做的运动和林黛玉做的运动是不一样的，要各选其适合自己五脏天赋的运动。

如何找到适合自己五脏的运动？其实，你的五脏六腑在你出生的时候，就已告诉你适合做哪些运动，也就是说五脏六腑决定了你的运动天赋——**肺善跑步，肝善走路，肾善跳跃，心善登高，脾好坐着**（好静不好动），**心包**（心血管的位置）**好慢走**（慢走是最养心包的）。

知道了五脏适合的运动特性，就选择相应的项目去锻炼。

2.跑步锻炼肺

有人说跑步是好事，本来身体弱想锻炼锻炼，但只要一跑步，过两天准感冒，就不敢再跑了。什么原因？肺气不足，那就先补补肺气，比如，艾灸肺俞穴，揉揉胳膊上的尺泽穴，保养保养肺。再去跑步，就不容易感冒了。

还有人说："我一跑步就岔气，不知道是啥原因，后来就不敢跑了。"一跑步就岔气是因为肝气不足，因此得先疏疏肝，再去跑步就不会岔气了。

知道五脏各自的机能状态，再去锻炼就会事半功倍。

说到这里，可能有朋友要问，前面你提到肺是"善跑步"，肝是"善走路"，跑步和走路有什么区别呢？

走得再快，感觉都是用筋在走，是筋在抻拉；可只要稍微一跑步，直接用的就是心肺功能。所以发力点不一样，锻炼的地方也不一样。

3.蹲着就能补肾，跳跃就能强肾

肾是"善跳跃"。如果你想把肾功能再增强点儿，那就练习跳跃，小孩都爱跳跃，因为小孩先天肾气足，碰见高兴的事就手舞足蹈，不由自主地就跳起来了。老人你看有几个能跳起来？就是因为肾气不足。

肾气不足怎么锻炼呢？就不要直接练习跳跃了，否则身体会损耗得更大，那就先补虚，怎么补呢？先下蹲一下，准备一下，这是起式，然后再腰一使劲，脚一蹬，就跳出去了（跳的动作不是一下就完成的，而是先有一个下蹲的预备动作）。蹲这个动作，也是跳的一部分，是一个专门补肾虚的好方法。

　　蹲着就能补肾，跳跃就能强肾。实际上，蹲着和跳跃是一个整体的动作。大家要锻炼的话，如果身体虚，先补虚；如果身体实，可以变得强壮。

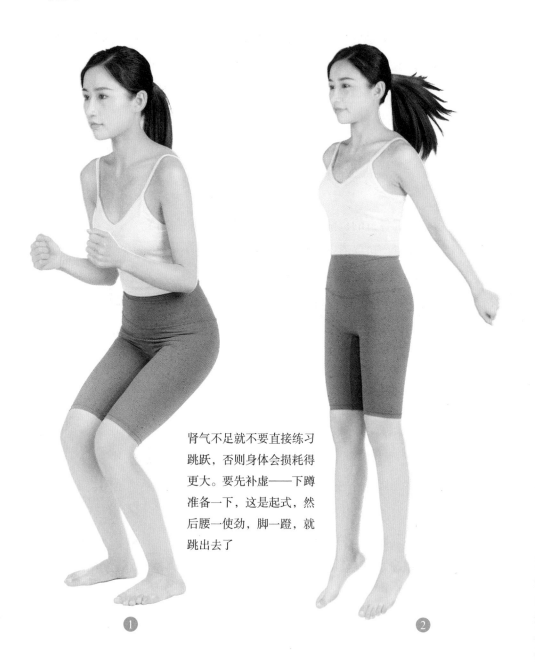

肾气不足就不要直接练习跳跃，否则身体会损耗得更大。要先补虚——下蹲准备一下，这是起式，然后腰一使劲，脚一蹬，就跳出去了

4. 强心就去登高

　　心的运动天赋是爱登高，强心就去登高，甭管是爱爬楼梯还是其他方式。"欲穷千里目，更上一层楼"的人，觉得登高以后心胸更开阔，眼界更广远，心气足。可有的人就怕登高爬坡，刚向上走了几步就喘气了，心脏受不了，心气不足了，这样的朋友在锻炼前就得把心气调养调养。如果心脏本来就弱，还要去登高，那心脏受损就更大了。

　　怎么调养呢？调养心脏的穴位很多，比如，揉揉手心的劳宫穴，再往旁边挪一两厘米，手心旁边小指侧有个穴位叫少府穴，揉完劳宫穴，就揉到少府穴了。

　　调心还要注意呼吸，平时坐着均匀地呼吸就能调心。还有个方法——拿中指点印堂穴，闭目，然后往上推，推到发际，也能调心、养心。

　　先把心养一养，再爬点儿小坡，就能逐渐登高了，心脏也越来越强了。

拿中指点印堂穴，闭目，然后往上推，推到发际这里，也能调心、养心 →

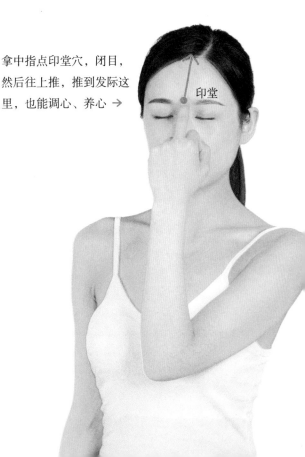

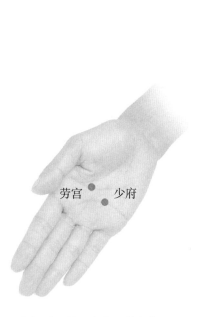

↑ 揉手心的少府穴、劳宫穴，可以养心脏

5. 静坐——静下心来坐（跪坐、盘腿坐）养脾

还有人说："脾好坐不好动，我们怎么锻炼呢？坐也是一种锻炼的方法吗？"其实，动静都是锻炼的方法，能动能静，也就是一阴一阳、一张一弛，才是文武之道。光动不静，不长；光静不动，容易固涩住。

虽然你坐着不动，但身体里的气血在动，也是一种动的方法。

其实，坐本身就是一种很好的运动。有种养生方法叫静坐——静下心来坐，可以跪坐，也可以盘腿坐。

如今，大多数人平时都是坐在椅子上，把脚放在地上，或者跷着二郎腿。这两种坐姿其实是最损耗身体的方法——如果你这么在电脑前坐一天，回家会发现脚可能都肿了，因此要尽量避免。

你坐的时候有两种可以选择的方法：

第一，把腿盘上坐，盘不上两条腿的话，单盘也行，只要把腿盘起来坐，对身体就是一种很好的锻炼。

第二，跪着坐，其实古人跪着坐叫席地而坐，不叫跪。比如你在家玩电脑、看手机的时候，都可以跪在沙发上、椅子上。这种方法就是一种很好的锻炼——锻炼脾、强壮脾。

盘腿坐、跪着坐，让腿和躯干距离近，血液才能供应充足，对身体才没有损害，这就是一种在静中的锻炼。

实际上这种锻炼很高级，你都不用动，身体就把血液供应到四肢了，这不是一个很好的锻炼方法吗？

最好的锻炼方法就是没怎么动，身体就得到了补养。

6.散步最有利于心包

散步最有利于心包。心血管不好、有问题的人，不适合一开始就跑步、快走、跳跃……就适合散步，散步散得心里很舒服的情况下，再选择其他方法锻炼。一点一点增强锻炼的力度，别一下都练了。

通过五脏来考察身体的功能，可以知道强的地方在哪儿，弱的地方在哪儿。损有余而补不足，把多余的能量补到不足的地方上去，让身体达到一个平和状态。所以，只要我们知道五脏状态的优劣，知道它们各自的功能在哪儿，就可以随时通过运动调试。

记住一点，过犹不及——不要过了，开始做的时候，少倒没事，别做多。"疲则不长"，这是练武的一句话，说的是如果你练疲劳了，就练不长。

7.走路分快走和慢走——快走强肝，
慢走强心包经

有人问："肝是善走路的，心包经也是善走路的，它们有什么区别？"

你看一下经络图就知道了，足厥阴肝经、手厥阴心包经，实际上是一条经。但肝经的能量大，它善走；心包经没有肝经的动能那么大，它得把能量疏散到五脏，它是最累的"器官"，所以不能让它太过劳累。

肝是善于快走的，但是你一快走，心包经反而负担太重。对它来讲，慢慢走可以起到调和的作用。如果心血管本来就有病、心脏不是特别好的人，走路的时候就不要走得太快。

快走，对肝经是一种锻炼；慢走，对心包经是一种锻炼。慢走的时候，你的腿没什么感觉，散步的时候，散的是一种心情，用的是心情的力量，等于用气的力量，用意不用力；快走就不一样了，快走的时候，你用的是腿上筋的力量，所以走完腿会酸。因此，慢走跟快走的练肝方法，是截然不同的。

　　人体的气血就这么多，要一个脏一个脏地供养，你适合哪种锻炼方式，练完哪个觉得舒服，能增长体力，就多练练，练到一定程度巩固了，再练另一个脏腑。只要是适合你的，只要是你脏腑喜爱的，就都是最好的方法。

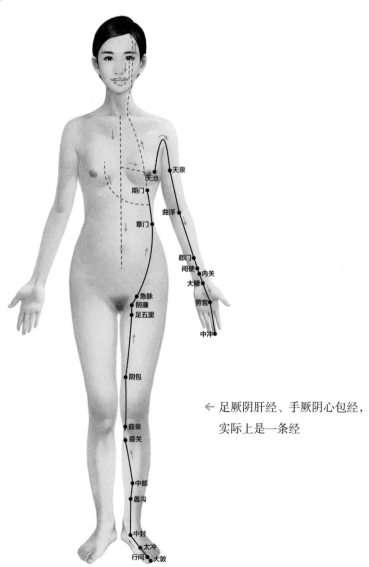

天泉
天池
期门
曲泽
章门
郄门
间使　内关
大陵
急脉　　劳宫
阴廉
足五里
中冲
阴包
曲泉　　　←足厥阴肝经、手厥阴心包经，
膝关　　　　实际上是一条经
中都
蠡沟
中封
太冲
行间　大敦

第三十八章

拉筋是最好的运动：
"筋长一寸，命延十年"

- 拉筋是最好的运动，往小里说就是活血化瘀。

- 血养足了，筋柔和了，有弹性了，骨头就正了，人站得就直了。

- 拉筋不仅要拉腿后边，还要拉后背、肚子里的筋。

- 拉筋养的是筋，实际养的是肝、肾，养的是五脏。

- 拉筋是最好的运动，用什么方法养筋?

1.好好拉筋，既能活血又能化瘀

拉筋到底有什么好处呢？能达到什么目的呢？有一句话叫："筋长一寸，命延十年。"说的就是拉筋的好处。

实际上，拉筋的好处，简单地说就是活血化瘀。中医里有一句话叫"养血融筋"，意思是血养足了，筋也就养足了。为什么？"肝藏血""肝主筋"。把肝血养足了，筋也就变壮了，也变柔了，这就叫"骨正筋柔，气血以流"——筋松软了，柔和了，有弹性了，骨头就正了，人也就站得直了，就不至于出现什么腰椎间盘突出、侧弯等症状。

肝血一定要足，血足筋就能长。为什么人容易抽筋？血少了。拉筋为什么能活血化瘀呢？因为随着拉筋就可以把血逐步地引到筋里，像冰雪融化一样，筋就会变长了。在拉筋的时候，有时拉了半天好像总是拉不开，如果还继续拉，韧带就会被拉伤，因为血不够。所以一定要知道，血才是能真正修复我们的筋的。

2.把膀胱经拉开，筋就得到了养护

肝是长筋的，但不是修复筋的。谁是管修复筋的经络呢？是膀胱经。

膀胱经治"筋所生之病"，所以筋有病了，你可以锻炼膀胱经——整个后背都是膀胱经，整个大腿的后面都是膀胱经。因此你拉筋，主要就是拉后背、大腿后面的几根大筋。

把膀胱经拉开了，筋就得到了养护。

膀胱经可不是等闲之辈，它有很重要的功能：一是可以把体内的毒素全排出去。二是它是人体最大的"栅栏"，什么叫栅栏呢？外界的风寒都得靠身体的膀胱经遮挡。人体一遇到风寒，筋自然就会收缩，整个人就会蜷缩在一起。因此，**寒气能伤筋，而膀胱经能驱寒，把外部伤害筋的元凶都挡在外面。**

膀胱经怎么有那么大的能量呢？因为膀胱经有一个"后台老板"——肾经。"肾与膀胱相表里"，所以当你拉膀胱经的时候，肾经的能量就被调出来了。而且这么调并不会减少肾的能量，这只是身体的一个良性内循环。并且越调，肾的能量就越大。

3. 拉筋不仅要拉腿后边，还要拉后背的筋

有一个练功方法叫八段锦，八段锦中有一个动作——"双手攀足固肾腰"，怎么练呢？你坐在床上的时候，把腿伸直，然后拿手抱住脚腕，这个动作就可以抻筋，固肾腰。

"固肾腰"什么意思？就是锻炼你的肾，这样肾就会变得强壮。怎么能固肾腰呢？通过练膀胱经，你就可以把肾经的潜能激发出来。

坐在床上的时候，把 →
腿伸直，然后拿手抱
住脚腕，这个动作就
可以抻筋，固肾腰

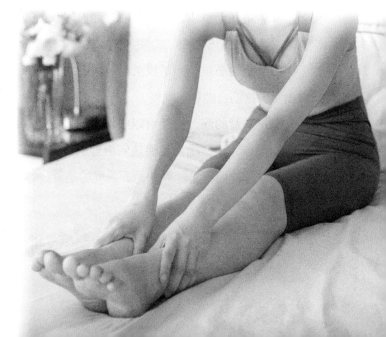

肝肾同源，肾的精血能够养肝，也就从根上把肝血养足了。而筋又靠肝血来供养，所以膀胱经在其中起到了一个重要的修复作用。

其实，你不用在意具体怎么拉筋，怎么拉都行。你可以把腿搁在窗台上或稳固的架子上……只要能抻到筋就行。如果你觉得外面的环境太乱，可以在自己家的床上，把两腿伸直了，然后抱着两只脚，都可以达到拉筋的目的。拉筋的时候你会发现，不仅大腿后边有拉抻的感觉，连整个后背都有拉抻的感觉，因为这些地方都是筋所及的地方。

经过你这么一抻，所有的筋都被抻开了。

4. 拉筋实际上养的是五脏

实际上，筋也通着脏腑，肚子里面也有筋。因此，你在拉筋的时候别忘了经常推推腹，把肚子上的筋和腿上的筋连起来。

有人说拉筋拉后背、拉腿不就完了吗？还拉肚子，这有什么用啊？其实，人的身体是一整条筋，就像整根弹簧。弹簧有弹性，你拉这根弹簧时，如果总是拉三分之一，结果这三分之一被拉长了，而剩下的三分之二没拉动，就会不协调，反而起不到养护身体的作用。

身体是一个整体，所以我们拉筋时不仅要拉腿后面的筋，还要拉后背的筋，拉肚子里的筋。

肚子里的筋拉伸不了没关系，只要你用推腹法把肚子里的脏东西排泄出去，这筋自然就能通畅。

要拉后背的筋，你还可以经常做仰卧起坐，经常拍拍后背，或者在后背刮刮痧、拔拔罐，也能达到很好的效果。有人问这样拉完以后养哪儿呢。说是养筋，实际养的是肝，养的是肾，养的是五脏。五脏强壮了，血充沛了，人就能活得长。

第三十九章

"站如松"能带给你什么好处？

- 如何练成"站如松"？"虚灵顶劲""气沉丹田""脚底生根"。

- 如何练成"虚灵顶劲"？想象"大漠孤烟直"的感觉。

- 如何"气沉丹田""脚底生根"？想象"长河落日圆"的感觉。

1.练成"站如松"的秘诀：
"虚灵顶劲""气沉丹田""脚底生根"

有网友问我，除了经络穴位以外，还有哪些能够改善自己每天精气神的状态、待人接物的状态，让身体变得更健康的诀窍呢？

咱们日常生活中常见的行为是什么？就是行走坐卧。那么，如何用经络养生的方法，在行走坐卧中改善自己不满意的状态呢？

有关行走坐卧的谚语有很多，比如"站如松，坐如钟，走如风，卧如弓"。但大家平时都只是随口说说，随便听听，少有人按这个要求去修炼自己。

"站如松"说的是站着的时候，要像松树一样挺拔。

实际上，如果你能真正做到"站如松"，对你的好处就太多了。比如练太极拳、站桩，都需要"站如松"。

我们看到松树，除了挺拔，还有一种庄严、坦然的感觉，这就表明了人应有一种气质、一种风度——像松树那样，傲雪凌霜，不论遇到什么样的气候，都保持着一种不卑不亢、无尊无卑的状态。

如何能够让自己"站如松"呢？有几个要点：头应该"虚灵顶劲"，然后"气沉丹田"，最后"脚底生根"——脚好像扎到地底下似的。

按照这几个要点站，就会有"站如松"的感觉。

2. 练 "虚灵顶劲" 的时候，
想象 "大漠孤烟直" 的意境

"站如松"的第一个要点是"虚灵顶劲"，好像把头顶着天空一样，就是一种顶天立地的感觉。

这种感觉，有人练了好几年，再怎么使劲顶也没找着，而且还练错了。

因此，很多体会了这种意境的过来人，会用一些比喻，让你通过这些比喻准确找到感觉。最著名的是唐代大诗人王维，他写过两句诗——"大漠孤烟直，长河落日圆"，意思是练"虚灵顶劲"时，去想象自己的头像大漠孤烟一样，直接上了云霄——头向上顶的感觉就是这样。"大漠孤烟"是虚的东西，但它很有能量，能直接从大漠顶到天上去。

练"虚灵顶劲"的时候，想象"大漠孤烟直"的意境，其实就是用意不用力的感觉。

3. 练 "气沉丹田" 的时候，
想象 "长河落日圆" 的意境

如何练"气沉丹田"呢？练的时候想象"长河落日圆"的感觉——夕阳照在黄河上，与黄河融为一体。有静有动，动中有静，浑然一体。

有人问王维练过功法吗？王维的别称是"诗佛"——诗人里的佛，他的诗都有禅意（王维字摩诘，来自一本叫《维摩诘经》的佛经）。而且王维是一位在家修炼的居士，他对这种感觉深有体会。

但练功不一定非得懂诗、有文化，甚至有王维那样的水平才能练好。我有一位练太极的朋友，我问他对"虚灵顶劲"的感觉是什么样的。他说，原来练了两年都没找着感觉，有一次，家里房子的纸棚（过去自己盖的小房子，房顶不高，都是拿纸糊的）有一截掉下来了，他就找了一张白纸，粘了糨糊，想把顶棚糊上。顶棚不高，他站在床上脑袋就能顶到顶棚，但如果弯着身子往上糊，就糊不平。于是他想了一个办法，把这张糊好糨糊的纸，顶在脑袋上，用脑袋往上一顶，先让它粘在顶棚上，再拿手抚平。

他说："我拿脑袋这么一顶，还不敢使劲，因为担心一使劲把顶棚顶破了。但要不稍微使点儿劲，就够不着顶棚，要似用劲非用劲地这么一顶，正好能糊上。通过糊顶棚，我找到了站桩'虚灵顶劲'的感觉。"

这种经验特别好，其实，一切东西都可以在日常生活中找到形象的类比，只有让自己心里和这种形象相通，然后再做动作，就能做到实处。

4. 要想"脚底生根"，先练好"气沉丹田"

练"站如松"最后一个要点是"脚底生根"，好像两只脚长在地底下似的。松树为什么能万年长青？就是因为它的根扎在地下很深。所以人要想活得长，"根"就得深——下盘得实。

怎么做"根"才能深呢？有人会往下蹾、跺脚，反而会越蹾越浅，心越浮躁。实际上，做到"气沉丹田"就能把脚上的气引到地底下，就能"脚底生根"。

好多时候，站和卧、坐、行是一体的，感觉都一样。比如你站桩的时候找不着气沉丹田的感觉，在打坐的时候就能找到了，然后你把这种感觉运用到"站"上，这就融会贯通了。

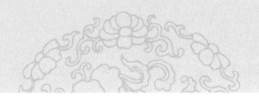

第四十章

"坐如钟"——人只有坐得住，才沉得住气干成大事

· 盘腿、席地而坐（跪坐）就能"坐如钟"，只要经常"坐如钟"，自然气沉丹田。

· 经常"坐如钟"，你就会腿有劲，血压正常，精力旺盛。

1.“坐如钟”：心要空，才能坐得稳

“坐如钟”是一种怎样的状态呢？

“坐如钟”中的“钟”不是指旧时家里摆放的老式座钟，而是指庙里的大铜钟，一般有一人多高，几千斤重。像北京的永乐大钟，钟楼的大钟，都是几十吨重，给人一种浑厚、踏实的感觉——它们的气都是往下沉的。

如果你感觉到了这种钟的意象——你坐在那里想：“我要像钟一样稳稳当当地坐着。”可能这气势瞬间就不一样了。

钟的上边小，底下空，底盘厚，因此扣在地上非常沉稳。人也一样，能坐得稳稳当当，坐出一种不怒自威的感觉（巍然而坐），**能达到这么一种气势，就是“坐如钟”。**

为什么古人要把人的坐法类比成庙里的大钟呢？因为钟里边是空的，古人也希望自己坐着的时候心要放空，不胡思乱想，否则就坐不稳当了。

心要空，才能坐得稳。如果心里有事，坐在那儿的时候腿直打哆嗦，来回晃悠，扭屁股，好像座位底下长了钉子，那肯定心不定。

我奶奶说我五六岁的时候，在屋里写着作业，还没写两道题，听到外边有人喊“卖冰棍嘞”，就赶紧跑出去买冰棍，吃完冰棍回来接着写作业。凳子还没坐热乎，又听见外面“嘣”的一声——卖爆米花的人又来了，又往外跑，去看热闹了……心思老往外跑，根本就坐不住。

老人经常说：“坐有坐像。”其实，坐像不光是像的事，更是一种心态。**人只有坐得稳，坐得住，沉得住气，才能干成大事。**

2. 古人说的坐是席地而坐，就是跪着，也叫金刚坐

现在，大多数人坐的时候是坐不稳的，坐一会儿就开始抖腿、摇来晃去，因为心里装了好多莫名的事，本身就比较浮躁。

其实古人讲的"坐如钟"是盘腿而坐，形态就像一口钟扣在地上——屁股底下垫一个蒲团，盘腿而坐，五心朝天，心里很静，坐在那儿本身就带有一种威严的感觉。

有人说那是专门修炼的人才有的状态，自己是普通人练不了，还担心练习盘腿而坐会伤到膝盖。

实际上，古人日常的坐不只是盘坐，还有席地而坐——跪着。如果日常生活中你能经常这么坐，就是特别好的健身法了，现在练瑜伽的人也这么坐，叫金刚坐。

古人用字说话都特别简单，比如"坐如钟"就三个字，可里边包含了"钟是什么样子""我们应该怎么坐""坐的时候头怎么放，气怎么呼吸，腿怎么盘或者怎么跪"……

这些方法都需要我们根据个人不同的感觉，把它用上。

古人还告诉我们，"坐如钟"就是一个武功秘诀。

古人日常的坐不只是盘坐，→
还有席地而坐——跪着。如果日常生活中你能经常这么坐，就是特别好的健身法

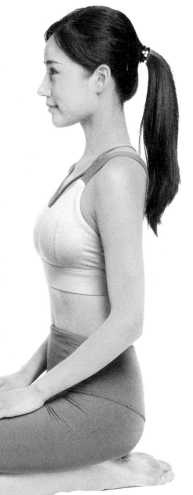

3. 经常"坐如钟"，腿有劲，血压正常，精力旺盛

"坐如钟"的坐法有很多，效果也很好，比如说跪坐吧，当你屁股压在脚后跟上，心马上就会沉静下来，然后气不知不觉也沉在肚脐眼儿了，想浮在胸口都浮不了，这是因为气自然地降下来了。当你跪坐的时候，本身的气就在丹田了。

现在的人为什么体会不到这种感觉呢？人们坐在椅子上、沙发上，有时候会跷着二郎腿，这样肯定做不到气沉丹田，而且会导致身体气血不往下走，对脚和腿都没什么好处。

比如我们坐飞机或者高铁的时候，时间一长，腿和脚就开始肿了，为什么？因为气血在膝盖前就被隔住了。因此，经常变换坐的姿势，在玩电脑、看电视的时候盘腿、跪坐在沙发上，不但对膝盖有保养作用，而且能引血下行。

如果腿部缺血，高血压、哮喘等疾病都会找上门，所以你平时一定要经常"坐如钟"。用这种简单的方法，就可以达到防治常见病的目的。

之前，有一位朋友说："练跪膝法，无意中把我多年的鸡眼治好了"。我听了感觉很奇怪："你有没有用其他药？"他说："我用其他药都不管用，最近什么都没干，就是每天在床上跪二十分钟，不知不觉就治好了很多年的鸡眼。"

其实原理就是引血下行，把新鲜的血液引到脚上。不要小看日常生活中这个看似简单的"坐如钟"法，如果坐好了就能起到很好的保养作用，为何你不每天坐十来分钟呢？

正襟危坐，盘腿而坐，跪坐——席地而坐……怎么坐都没关系，因为这就是一种气沉丹田、收养气血神的好方法。

第四十一章

走路"行如风"，睡觉"卧如弓"

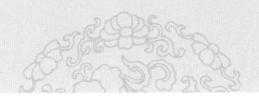

· "行如风"不是风风火火，而是"和风细雨"似的走路。

· "卧如弓"（右侧卧，腿微曲），就能睡得深。

· 有觉知地睡觉和昏睡完全不一样，醒后特别精神。

· 经常"行如风""卧如弓"，你每天会活得特别轻松。

1."行如风"不是风风火火，而是"和风细雨"似的走路

什么是"行如风"？是说我们走路要像风一样。有人问，这是说走路要风风火火吗？其实不是，一方面，"行如风"说的是人走路时要体现的一种风度，一种气场。就好像从远处走过来一个人，你感觉他很有风度，气场很足，带着一种能量。另一方面，风代表一种心境——坦坦然然、大大方方。这人走过来的时候，你就有种很舒服的感觉。而且你看这人走路时身体笔直，步履轻盈，这也是一种风的感觉。

实际上，古人是把这种意象告诉你，要学习风的样子。要想"行如风"，你得先在心里产生这个意象，心里有了风的感觉，走出来才有风的感觉。

古人走路的时候强调稳当，有一个成语叫安步当车，说的就是走路时要像坐车一样感觉很稳当，然后闲庭信步，也是很稳当的。

总的来说，**"行如风"说的是你在走路的时候，应该有种轻松自在、节律平稳、潇洒漂逸的感觉。**

走路，也是一种休养生息的方法，因为我们每天大部分时间除了在办公室、在家里坐着，都要走路。所以，**走路的时候如果让自己走得安然自在，心情放松，就是一种非常好的养生方法。**

2."卧如弓"（右侧卧，腿微曲），就能睡得深

什么是"卧如弓"呢？本身"弓"字给人的感觉是蜷缩的样子，不是直挺挺的，所以"弓"实际上是一种放松的状态。但这种放松的状态又不是松松垮垮的，而是静而松的状态，是松中有柔，柔得就像一根弹簧一样，看似柔软，却蕴含着一股力量。

要知道，弓挂在墙上的时候，它是一个装饰品，很平和，但要是把弓拉起来射箭，它就是一款很有威力的武器。

实际上，"卧如弓"也是这种意象——虽然看似很平和，实际上是处于一种警醒状态。虽然弓被挂在墙上，但它毕竟是一件拿起来就可以用的武器——虽然你睡在床上，但思想仍然要保持警醒状态，而不是昏昏沉沉的睡态。

其实，弓这个意象，就是让你在睡觉的时候保持一种警醒的状态，是要告诉你一种精神——"生于忧患，死于安乐"，安不忘危。

睡觉的时候"卧如弓"，是侧卧。古人孙思邈提倡睡觉时向右侧卧，因为白天人会活动，血会流向四肢，而晚上血归于肝，肝在右边，因此你右侧卧就容易入眠，睡得踏实。而且睡觉时最好把腿微微地蜷缩一下，这样睡觉压不到脊椎，能睡得安稳。

3.有觉知地睡觉，醒后会特别精神

"弓"还有更深一层的含义——睡觉时保持警醒。说到这，有人可能会诧异，睡觉时要保持警醒，那还睡得着吗？

什么叫睡觉？"睡""觉"这两字可不是随便写的。实际上，睡觉的过程是一个有觉知的过程，有觉知地睡觉和昏睡是完全不一样的。有觉知的人睡觉时就算睡得很深，但只要有点动静马上就能醒来，而且醒来

时还精神抖擞；昏睡的人很难叫醒，就算叫醒后也是迷迷糊糊的。

传说诸葛亮有一次睡觉起来的时候念了两句诗"大梦谁先觉，平生我自知"，这时正好刘备站在窗外——诸葛亮在屋里睡觉，他这时候是起来向刘备透信儿："其实我早就知道你来找我，别看我在睡觉，其实睡觉的时候发生了什么事我都知道。"大梦谁先觉嘛，实际上诸葛亮就是想告诉刘备，我这是处在一种警醒的状态，不是真正睡觉。

只要"卧如弓"，你睡觉就会睡得很香，但心里却是警醒的，并不是处在昏睡、昏沉的状态。这就是提醒我们安不忘危，对生命产生一种觉醒、觉知。

人一生中的"站、卧、坐、行"在太极拳里归结为四个字——松静自然，这就是你要做到的健康状态——自然状态，自然状态就是最健康的状态。

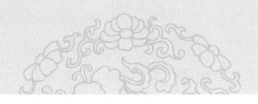

第四十二章

用气不用力，
人就会保持年轻

- 如果你会用身体里边的气，就不磨损肌肉，不磨损骨骼，你就活得长久。

- 为什么新生儿哭一天也不累，嗓子也不哑？

- 什么是腹式呼吸（深呼吸）？你喜欢闻的东西自然就深呼吸了，比如闻到炖肉的香气，比如闻到有人送你的玫瑰花的香气……

1. 如果我们会用身体里的气，就不会磨损肌肉、骨骼，保证身体少耗费

前面，我提到过"用意不用力"这个话题，实际上意就是一个形象，你锻炼时，脑子里要是有这个形象，顺着走，就能达到用意不用力的境界。

举一个太极拳的例子，学太极拳的时候，老师经常会讲这个用意不用力，就从起势和收势讲起。

什么是起势？起势就是把两只手抬起来的一个姿势。

好多朋友练起势练了半天都不知道手该怎么抬，不是比较僵硬，就是比较松垮。

起势怎么抬得有感觉呢？老师打了一个比方，给出了一个意象——把两只手抬起来的时候，想象自己在钓鱼，两只手就是两根鱼竿，指尖就是鱼钩，你往起一抬手的时候，就好像把鱼钓起来了。

领悟了这个"钓鱼"的意象后，你再抬手的时候，看似一个简单的动作，其实心里已经有了一个意念。虽然你的手看起来让人感觉没使劲，但其中却包含着一种气。这就叫用意不用力。

练太极拳还有一个是收势。收势，就是把两手往下一压，长吁一口气。虽然看似简单，但怎么收得平和、潇洒，有神韵，还得加一个意念进去。

加什么意念呢？老师说："你看过京剧的花脸没有？他们都是大长胡子。收势的时候你就想象用两掌捋胡须，从上边一直捋到下边，捋胡须的动作就是收势。"

很多朋友就是不会收势，怎么做都觉得不是那么自然。但当你学会

了"捋胡须"，就不想怎么收势了，而是想着自己长了一撮长长的胡须，要把胡须往下捋，捋到下面去。有了这个意念以后，收势这个动作一下就完成了。这也是用意不用力。

再举个例子。骑自行车时首先你得把车胎的气打足，这样骑起来才轻松，不用使劲蹬，如果车胎的气稍微有点儿不足，骑的时候就费力，更别说车胎是瘪的了，那就太费力了。这是什么道理呢？车胎气足的时候，骑起来就不会磨损车胎；车胎的气不足，骑起来直接磨损车胎；如果车胎完全没有气了，甚至会直接磨损里面的铁圈。

身体也是一样。如果你会用身体里的气，就不会磨损肌肉、骨骼，因而能活得长久。如果不会用气，只会用力，做事就处处费力，因为用的全是力，就增加了摩擦力，容易衰老。

所以，我们一定要学会用意不用力。

另外，不用意只会用力会有什么结果呢？比如大家搬东西时会使劲，但有时候一使劲就会闪到腰，这就是不会用意只会用力的结果。

用意有一个秘诀——心气相合。什么叫心气相合呢？就是你要使劲的时候，要全身一起使，不要局部使劲。就像搬东西时，不能光用胳膊、腿、腰使劲，而是浑身使劲。这和婴儿哭一天也不累、嗓子也不哑的原因是一样的，因为婴儿不光用嗓子哭，而是全身一起使劲，哭累就睡着了。

2. 深呼吸的好处是什么，如何有效地深呼吸？

腹式呼吸（深呼吸）对身体有太多好处，但很多人不知道什么才是正常的腹式呼吸，往往一说腹式呼吸，就使劲攥着拳，抬着胸往里吸气。其实这么一吸没吸多少气，反倒觉得堵闷了，这就是用力没用意的缘故。

那怎么用意呢？怎么才能深呼吸呢？其实很容易，你闻自己喜欢闻

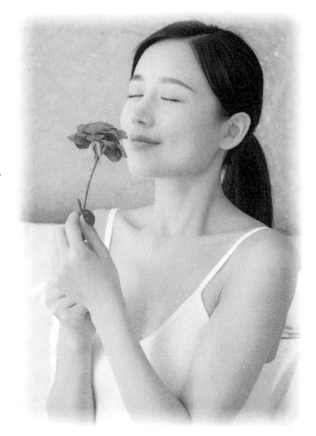

有人送你一朵玫瑰花，→
你拿着花使劲吸一下玫
瑰的香气，这就是腹式
呼吸

的东西自然就是在做深呼吸。比如你经过某个窗口，窗口里面正在炖肉，这时你闻一下，真好闻，就会深呼吸了。再比如有人送你一朵玫瑰花，你拿着花使劲吸一下玫瑰的香气，这也是自然而然地深呼吸（腹式呼吸）。

有一天，我正好从家门口的胡同走过，看到有家粮店正在门口往下卸粮食，我过去一看，发现这些粮食每袋都有一百多斤重。可是我看两个搬运工人却很轻松，一边聊天，一边就把这么大麻袋的粮食都卸下来了。他们怎么办到的呢？一人拽一边，然后一起喊"一、二、三"，两个人如此默契地就把粮食卸下来了，好像完全没使劲。

有时候掌握做事的节奏、韵律，本身就是一种用意不用力，比生搬硬扛省劲多了。因为我们把一种惯性，一种节奏当作了一种力来用。

实际上，现实生活中有很多可以用意不用力的事。费力反倒不讨好。

春夏秋冬的活法：
四气调神

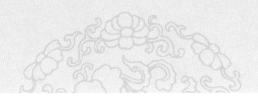

第四十三章

春三月，一切为了"生"

- 春天的神是"生"。第一要养自己的"生"；第二不要去压制其他万物的生。

- 做一切顺应"生"的事，万事大吉。

- 春天没养好，到夏天就会阳气不足。

1. 神定了人才能长寿

春天养生，咱们要抓住的核心点是什么呢？就是生。春天是生，夏天是长，秋天是收，冬天是藏。通过这个字你就知道，春天总体的感觉是什么。

《黄帝内经·素问》的第二篇《四气调神大论》里记述，"春三月，此谓发陈"。"陈"是什么意思？一是把冬天身体储藏的东西沉积下来，也就是说，去年冬天储藏、保留的东西，现在要发出来了。"陈"的另一个意思是陈列，到了春天我要展示出来。**"天地俱生"**，意思是春天到处都是生机盎然。

"万物以荣"，意思是万物欣欣向荣。

《四气调神大论》什么意思？古人凡事找本，什么是人之本？神是人之本，你得把神找到。神是什么？**四气你得调这个神。先把神定住了，身体各方面才能得以养护；神没定住，全都是散乱的，什么都养不好。**

《灵兰秘典论》说："主明则下安，以此养生则寿。"主是什么？是神，神定了人才能长寿。"主不明则十二官危"，没有神，你的五脏六腑都是危险的。

2. 做一切顺应"生"的事，万事大吉

说回春天，这时怎么调神？第一，"夜卧早起"，意思是告诉你起居上，晚上晚点儿睡觉，早上早点儿起来。一年之计在于春，一日之计在于晨，你都睡到晌午了，晨不就过去了吗？春天的能量没有用上。因此，你得早起，早起才能用到天时的力量。

当然，春天要想享用到天时的能量，前提就是冬三月养好了，如果没养好，到了春天会春困，白天没精神。在冬季养好的前提下，我们要夜卧早起。

夜卧是什么时候呢？大概是晚上九十点钟，二更左右。

第二，"广步于庭"，意思是先到庭院中溜达溜达，多散散步，散步能养肝，虽说现在健步走可以，但是健步走别走太多，别走累，因为"疲则不长"，一疲劳就不长了。微微出点儿汗，情志也生起来了，回家心情很愉悦，这是最好的。

第三，"被发缓形"，把头发散开，其实是告诉你要有一种放松的心情。缓就是缓慢、舒缓的缓，形就是形体的形。"缓形"就是让你这时把衣扣解开，或者穿着拖鞋、睡衣在庭院里散步的感觉。如果你说没有庭院，就去外边也可以。实际上，"缓形"指的是一种放松的形态，穿什么无所谓，但心情是放松的。

早晨起来，正好天时很旺，一派生机，把自己完全交给大自然，"以使志生"——春天是大自然帮你把志生起来的时候，不要浪费它，想到什么就要马上去做。

什么是"志"？想得远就叫"志"，凌云之志，志存高远。

"以使志生"，生出什么志呢？

"生而勿杀，予而勿夺，赏而勿罚"。

"生而勿杀"，如果你有杀伐的心，自己也立不起来，因为你的心态是杀伐的心态。与人方便，自己方便。你想想人家的好，自己才能好。你总想打压别人，你的力量都消耗在打压上，这是违反天时的。

因此，春天第一要养自己的"生"，第二不要去压制其他万物的生。

"予而勿夺"，意思是多给予少剥夺。

"赏而勿罚"，如果这时孩子犯错，不要大声责骂和惩罚。对待公司员工，多奖励，就别克扣工资了。

"生而勿杀，予而勿夺，赏而勿罚"，这是告诉你心态要怎么养，还有怎么养精神、身体。

"**此春气之应，养生之道也**"。

什么叫"**春气之应**"？应天和人，养生之道也。注意，这个生是生长的生，不是咱们现在说的生命的生。

3.春天没养好，到夏天就会阳气不足

"**逆之则伤肝**"，"**夏为寒变**"，夏天本来天气热，但有的人总是发冷，这是"寒变"。怎么回事？因为春天的生发之气没养好，在初始的阶段，阳气没有培养起来，所以夏天的阳气突然一来，你反而阳气不足了，就"夏为寒变"，得寒性的病。

"**奉长者少**"，这是一步一步的，春天是为夏天做准备的。"长"是什么时候？是夏天。"奉长者少"的意思就是给夏天的能量少了。

第四十四章

夏三月，一切为了"长"

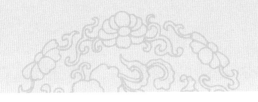

· 夏天的神是"长"。

· 夏天就是表达爱的季节，英雄要有用武之地。

· 夏天没养好，到了秋冬身体和性格就会变得忽冷忽热。

1.夏天就是表达爱的季节，英雄要有用武之地

"**夏三月，此谓蕃秀**"。"蕃秀"是茂盛的意思，繁花似锦、欣欣向荣，形容万物到了旺盛发展的时候。按照一天来讲，早晨起来是春天，到中午太阳高照的时候就是夏天了，这时怎么养生？

"**天地气交**"，意思是天上的气往下来了，地上的气升腾起来，交合在一起。"气交"，就是能量特别足的时候，天地间所有的能量汇聚到一起了。

"**万物华实**"是怎么回事？不是春华秋实吗？"万物华实"就是说，花都开了，但不是开完花就完了，而是为了到秋天还能结果。

这时睡觉要"**夜卧早起**"，晚点睡。为什么得晚睡？因为暑天太热，暑气未散你躺在那儿，早睡睡不着，等于能量内耗，对抗夏天的炎热，要等暑气散光的时候"夜卧"，清清爽爽睡一个好觉，然后"早起"。

"**无厌于日**"，意思是别烦阳光，一般人觉得太阳太热，我避着点儿吧。其实，阳光是给你补充能量的。夏天有这种能量，能把你身上的寒清除。因此，我们要适当地晒晒太阳，但是别等着大中午的时候晒。早晨的阳光比较柔和，可以晒这时的太阳，不要晒中午的大日头，容易中暑。

"**使志无怒，使华英成秀**"。这个时候养的是什么志？春天的阳气已经足了，生发起来了，到夏天正是旺盛的时候，人容易烦躁、发怒，一发怒能量就都跑到怒上去了。这不是浪费吗？

实际上，能量应该干正事——"**使华英成秀**"。"华英成秀"是什么？华是花，英是盛开的花，秀是能结果实的花。《黄帝内经》告诉你的是"华英成秀"，你得变成能结果实的花。

夏天是让你为秋天结果实做准备的，但这个需要能量。如果你把能

量都用在怒上了，就走邪道了。因此，我们要"使志无怒"，真心的"使华英成秀"，要干正事，这是夏天的一种警醒。成功就在夏天了。如果你把能量都消耗在与人置气上，就成不了秀了。

具体到身体上怎么做呢？**"使气得泄，若所爱在外"**。什么意思呢？

一个人总有怀才不遇的感觉，就是气没得泄；气是能量，能量得有施展的地方，没有空间就没法泄。也就是说，英雄无用武之地。让英雄有用武之地，就是**"使气得泄"**，让能量有施展的地方。

"使气得泄"就是我的才智、能力得到施展，同时我还有仁爱的情怀——"若所爱在外"，就是把你心中对大自然、亲朋好友等人的爱表达出来。

怎么才能表达出来？有这个能量才能表达出来，没有能量连爱都表达不出来。这时得表达，不表达就是浪费，表达出来是能量的增长。所以，心中有爱，在夏天的时候一定要表达出来。

古人说，窈窕淑女，君子好逑。你不表达，人家可能就跟别人结婚了，再想表达就来不及了。

夏天就是表达爱的季节，英雄要有用武之地，这是夏天的情怀。所以，夏天是培养我们心中的热情、向外发散能量的季节。

"使志无怒，使华英成秀"，把能量都用在成功的这一步步的路线上。

"使气得泄，若所爱在外"，把情怀表达出来，把能量都释放出来，让英雄有用武之地。这就是夏天要做的。

其实，我们要做的所有事，只要有这种意识，就会去做。别整天糊里糊涂、浑浑噩噩，也不知道夏天干什么，反正一年四季都跟一天差不多。这就是不知道天时，这么做，你就浪费了好多老天给你的能量。

老天就是大宗师，是最大的心理调节师。你按照老天的气候调节，就不会有什么抑郁，**"使气得泄，若所爱在外"**，怎么还会抑郁呢？气从以顺，这就是夏天的养生之道。

2.夏天没养好，
到了秋冬身体和性格就会变得忽冷忽热

"逆之则伤心"。如果你不按照老天爷说的做，就会怎么样？就会伤到心。等到了秋天，**"秋为痎疟"**。什么是"痎疟"？过去叫它"打摆子"，就是忽冷忽热，冷的时候盖三床被子照样哆嗦，热的时候跑冰窖里还出大汗，这就是"痎疟"。

为什么会得"痎疟"？之前说了"使气得泄，若所爱在外"，该发出来能量的时候没发出来，都憋在里面了，但你这时又想发了，这不就是忽冷忽热吗？夏天的热到秋天该冷了，该往里收了，你说先发发吧，这就是忽冷忽热。人的性格也变得忽冷忽热，就是因为夏天没养好。说得严重点儿，就是"痎疟"，他自己都摇摆不定，不知道该发还是该收。

"逆之则伤心，秋为痎疟"，这就是夏天的养长之道。

有的书里在"秋为痎疟"的后面加了一句"冬至重病"，有的书里没有加这句话。我觉得加进去也挺好，如果夏天你没养好，不仅秋天你会得"痎疟"，到冬天还有病，"冬至重病"。"重病"就是两重病——一重是冬天本身该发的病；另一重是你从夏天带来的病，总之是病上加病。

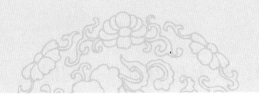

第四十五章

秋三月，一切为了"收"

- 秋天的神是"收"。

- 一天中，秋天相当于黄昏的时候。

- 在中药里，秋天相当于当归。当归为什么能养血？因为它往里收。

- 秋天怎么睡觉？"早卧早起，与鸡俱兴"。

- 心态平稳，秋天的肃杀就伤不到你。

- 如果你的贪欲太多，都收进来，最后吸收不了，还会害了你。

1. 一天中，秋天相当于黄昏的时候

"秋三月，此谓容平"。容是容纳，平是平静、平息。"容平"就是该收获了，该装在容器里了，把夏天的燥火平息、收敛。

秋天相当于一天中黄昏的时候，夕阳西下，人们都从田地里回来了，放牛娃也回来了，羊也归圈了，牛也归棚了，马也入栏了，鸟也归巢了，鸡也进笼了。这时就是一种收的感觉，忙完一天了，该休息了。

在中药里，秋天相当于当归。当归为什么能养血？因为它往里收。夏天是"使气得泄，若所爱在外"，发完了，到秋天该收了。所以，一张一弛，有发有收，这才是养生之道，都是按照四季走的。

"天气以急"，这句话古代有很多人解释，其实无所谓，就是一种感觉。这时的风比较猛，比较急，秋风扫落叶。

"地气以明"，是不是就明朗了？该收的果实都成熟了，该落的树叶都落在地上了，就是很分明，充满了一种理性。

秋天是很肃杀、很残酷的，秋后问斩，这时该找你算账了，把该留下的留下，该去除的去除——该留下的果实留下，该去除的叶子去除了，秋风就是一个大扫帚。

大自然就像法律般森严，是不是温柔点儿好？不行，所有的东西必须有威严，有慈悲，也有怒目。对人生、宇宙来讲，这都是必要的。

律法有威，也有慈，你按照它的规定走就没事。怎么按照它的规定走呢？你得好好睡觉，得先知道怎么睡觉，别逆着天睡觉。

2.秋天怎么睡觉？"早卧早起，与鸡俱兴"

秋天相当于一天中的黄昏，这时，人们都该回家了。夏天是"夜卧早起"，秋天是"**早卧早起**"。到了秋天，大自然都收了，你在外面忙活什么？整个天气都收了，你再逆着天走，就跟逆风而行似的，你走也走不了多快。

"**与鸡俱兴**"什么意思？是让我们向鸡学习吗？其实，鸡不仅好斗，还特别谨慎，它的视力不好，只要天一黑，马上就归笼了。

虽然早晨鸡叫得早，但出笼晚，叫完后它先在里面待着，等天彻底亮了才出来，安全第一。所谓"**与鸡俱兴**"，是说我们也要起得早，不是说天还没亮我们就出来逛了，得先在屋里疏散疏散、冷静冷静、调和调和、准备准备，天亮的时候再出来，这就叫"**与鸡俱兴**"——虽然起得早，但不是马上要动，先静一静、观一观，然后再动。

秋天时，"**早卧早起，与鸡俱兴**"有什么好处？就是让你谨慎。因为大自然有杀伐之气，弄不好就把你伤了。所以，你一定要谨慎。接下来，我们看看秋天的心情。

3.心态平稳，秋天的肃杀就伤不到你

秋天怎么养我们的性情呢？就四句话，"**使志安宁，以缓秋刑，收敛神气，使秋气平**"。

先说"**收敛神气，使秋气平**"什么意思。就是到了秋天要收敛一下——早晨起来别马上出去；做什么要谨慎点儿，不要像夏天的时候"若所爱在外"。

怎么做到"**使志安宁**"？"**收敛神气，使秋气平**"。外面虽然有肃杀之气，但你不去应对，不跟外面对着干，这就是"**使志安宁**"。

"**以缓秋刑**"，让心态平稳下来，秋天的肃杀就伤不到你。你收敛了，

秋气就平和了。

另外，**"无外其志，使肺气清"**，就是告诉你志向不要在外面了，秋天有果实了，功成该身退了。如果你觉得自己的欲望还没满足，还想得到更多，这时就要被杀伐了。

"使肺气清"什么意思？肺主人的气魄，这个气魄就是知止而不殆，有气魄当然好，但要知道止。

鸣金收兵，肺为金，所以是不是该收了？在春天击鼓前进，到秋天鸣金收兵，这都是相通的。

4. 如果你的贪欲太多，都收进来，最后吸收不了，还会害了你

"逆之则伤肺，冬为飧（sūn）泄"，这个比喻特别好。"飧泄"是什么意思？飧的左边是"夕"，右边是"食"，早晨起来做完饭，到晚上吃剩饭叫"飧"。

"飧泄"是怎么回事？早晨吃这个东西，到晚上大便的时候又拉出来了，完谷不化，整吃整拉，什么意思？秋天没收好，即使光收，没有化没有平，忙着赶紧把东西收进来，你吸收得了吗？你收那么多，就没收好。所以，秋天的时候一定要"容平"，先容再收。你不能容，就别收了。

这句话就是告诉你，在秋天的时候要节制，如果秋天不节制，"冬为飧泄"——到冬天就犯整吃整拉的病，寓意是什么？吃的东西，到冬天还得拉出来，就是秋天收而无果，存不下。

其实，**人生也是这样，如果你的贪欲太多，都收进来，最后你吸收不了，还会害了你**。就像在秋天收得太多，在冬天就会害了你。因为你收回来的不是果实，而是一堆消化不了的垃圾。因为你没有容器，容器小，贪欲大，就完了。**"此秋气之应，养收之道也"**。

第四十六章

冬三月，一切为了"藏"

- 人要想强壮，首先得身体"火力"强，阳气足。

- 人体的"火炉子"就在命门这儿。肾俞、志室就是充沛的"炭"。

- 把两个拳头攥住，然后把两个拳眼往后背一搁，分别贴在命门穴、两边的肾俞穴和志室穴上，眼睛闭上，各自上下摩擦九下。

- 然后从两边横向往中间推，也就是从志室往肾俞、命门横着推，也做九下。做完了以后，后背又开始发热了，还阵阵发痒，为什么？血液全过来了，能量开始升腾起来。

- 最后坐在椅子上，前后自然地晃动，晃动的着力点在后背肾俞、命门这个地方，一会儿就感觉热气顺着脊椎骨升腾起来，整个后背都热起来了。

- 人要想强，就得脊椎强；脊椎要想强，就得命门火旺。

1. 人要想强壮，首先得身体"火力"强

一到冬天，很多人的抗寒能力就下降，那么，在冬天如何增强我们的抵抗力和防病能力——免疫力？如何用经络、穴位在冬天为身体助一把火力，让身体生起"火炉子"？

其实，我们的身体不但百药俱全，而且功能俱全。如果你想增长体力、增长能力、增长火力，它都能办到。但是你得发现它，并且知道它在哪儿。**人要想强壮，首先得火力充沛，阳气充足。**实际上，人多一分阴寒之气，就多一分恐惧；多一分畏缩，能力就不足，精力也没那么充沛。所以，人要给自己添一把火，尤其在冬天里。

怎么添？人身上的"火炉子"在哪儿？

人身上的"火炉子"在后腰中间，腰阳关（"阳关"就是阳关大道，能量很足，阳气很盛）往上一掌宽的位置，叫命门穴，你看这个穴位的名字多么庄严、神圣——"命门"，生命之门。人体的"火炉子"就在命门穴这里。

"命门之火"什么意思？就是先天的火力源源不绝。如果你想把"火炉子"生起来，就得找到先天的火种——比如"煤、天然气"，得到这些能量，才能把"火炉子"烧旺。

在命门的两边，各有一个大穴，正好夹着命门穴，叫肾俞穴。这个火种正好在这里。肾，先天之本，人体的动力之源，这里边的肾精就能给命门穴提供能量。

我记得，小时候家里要想把火炉子点起来，就要往里加煤，火炉子旁边经常放着两摞蜂窝煤，大人一看火不旺了，就往里加一块，火就又烧起来了。咱们身体的"火炉子"就在命门这里，现在准备把火点起来，就得往里加"煤"——谁给它能量呢？就是两边的肾俞给它能量。

肾俞这个地方的能量比较小，所以你得往旁边扩展扩展，让"煤"

源源不断地供应。肾俞两边是志室穴，肾藏志，"志室"就是藏志的屋子，你想想它的能量有多大？所以这个区域都是命门之火的区域，不但有"火炉子"，还有充沛的"煤炭"，供着"火炉子"让它燃烧。

"火炉子""煤炭"有了，你再往上看，整条脊椎就是人体的"暖气管"，叫督脉。督脉是诸阳之汇，所有的阳气都在这里汇聚，所以阳气特别足。为什么阳气那么足？因为阳气都生于命门之火，点着了"火炉子"，它的热气就顺着脊椎上到头了，人体后背的热能就充沛了，整个后背就像一张暖气片一样。

现在你就可以"生火"，把自己的阳气点起来了，怎么点呢？

首先，我们要确定一下命门位置在哪。肚脐眼的位置对应的后腰位置就是命门穴，它们在一条线上。命门穴旁边一点五寸就是肾俞穴，旁边三寸就是志室穴，这些都是给命门穴往里加"煤"等燃料的穴位。

找到位置了，你把两个拳头攥住，拳眼对着自己，然后把两个拳眼往后背一搁，等于拳眼贴在命门穴、肾俞穴和志室穴上，一只拳头就都占住了。然后你闭上眼睛，拳头默默地上下摩擦九下，很容易就搓热了。

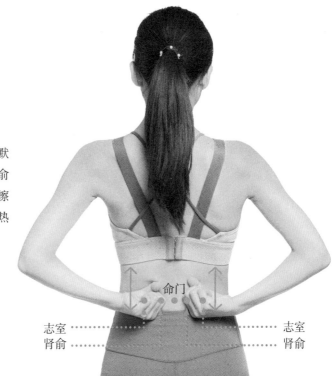

闭上眼睛，用拳眼默默地在命门穴、肾俞穴、志室穴上下摩擦九下，人体后背的热能就充沛了 ↘

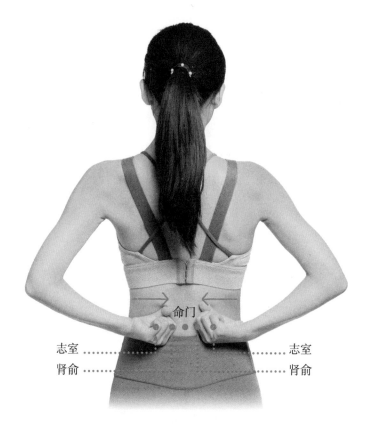

↑ 如果还想"火"更旺点儿，可以从两边横向往中间搓，不但后背发热，还阵阵发痒，因为血液全都过来了，能量开始升腾起来了

我们搓别的地方，比如搓腿、搓手，都热不了这么快。因为这里是人体的"火炉子"，它本来就等着要烧起来，你这么一搓，还往里加"煤"，"火炉子"自然就旺起来了。

如果你还想"火"更旺点儿，可以从两边横向往中间搓——从志室穴外侧，往肾俞穴的方向搓，一直搓到中间的命门穴。横着推，好像要把肾俞穴两边的肉往中间使劲挤，好像把"煤"给"火炉子"里填实了，让"燃料"特别充沛。这个动作也做九下，做完以后，后背就开始发热了，不但发热，还阵阵发痒，因为血液全都过来了，能量开始升腾起来了。

2. 先天火力不足的人怎么做能让火力更大?

可能有的人先天火力不足，没那么大的力量，这时还得加点儿力量，好像扇点儿风让火力更大点儿。

怎么让火力更大点儿？当你完成前面的两个动作以后，感到后背隐隐发热了。这时你就可以很放松地坐在椅子上，前后自然地晃动，晃动的发力点就在后背肾俞穴和命门穴，利用它们发力，前后晃。开始的时候你可能找不准发力点，好像都是臀部在使劲，腿在使劲。别着急，你把心情放松，多晃动几下，力量自然而然地就集中在后腰，集中在肾俞、命门了，越晃力量就越集中。

晃完了以后，再做两遍上下推、左右推，就等于火越烧越旺了。这时你就会感到热气顺着整个脊椎骨向后背升腾起来，整个后背都热起来了。

3. 人要强，就得脊椎强；
脊椎要强，就得命门火旺

其实后背的经络很少，除了督脉以外，整个后背就只有一条经——膀胱经，后背上那么多穴位，全是膀胱经的。

按照古人的形容，膀胱经就像是一个藩篱（大栅栏），这是针对外界的风寒来说的。外界的风寒进不了后背，膀胱经全给它挡在外面了，不但外面的风寒进不来，里面的热气还升腾起来了。一旦升腾起来，即使外界的风寒再大，也侵入不了你的身体，因为里面的热气都把它顶出去了。这股能量一旦升腾起来，后背就暖融融的。这时风想从脖子进来，就不容易了。

不过你还要顺便做一件事——火烧起来以后，要想上下都贯通了，

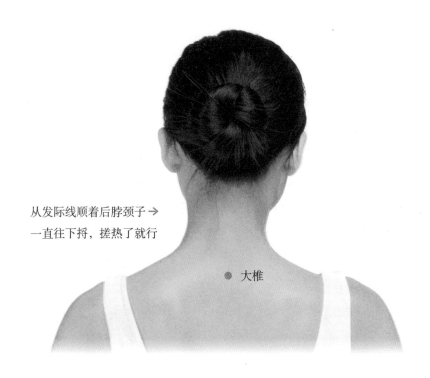

从发际线顺着后脖颈子 →
一直往下捋，搓热了就行

● 大椎

是不是得把上面的"风门"打开啊？谁是"风门"呢？就是后边的脖颈子——大椎穴。

有人说大椎穴不好找，没关系，你从发际线顺着后脖颈子一直往下捋，搓热了就行。而且很快就会搓热，平时可能得多搓一会儿，怎么很快就能搓热了？因为你底下的"火炉子"已经点起来了，热气已经升腾到上面了，上面跟下面形成了一个接引的关系。上下一贯通，整条脊椎都热了，这时候有什么感觉？你会感觉扬眉吐气，腰板自然就伸直了，想驼背都驼不了。因为这时阳气充盛，整个人的精神状态完全不同了。

人要想强，就得脊椎强；脊椎要想强，就得命门火旺。这是一个自强的动作，你可以在冬天做，冬天做效果更好。因为冬天养的是树根，是树根正旺盛的时候，树根正旺盛的时候你练树根，树根就往下长，你的肾就强起来了。

4.长强穴可以让火烧得更旺点，持续更久

掌握了这套方法以后，如果你还想再进一步学习，想知道在督脉上还有没有好的穴位，在"生火"的时候，想让火不仅烧得旺点儿，还能更持续得久一点儿，那你可能得把底下的"进风口"打开点儿，这样风进去了就又助了一把火，这能量就更旺、更足了。

这个"风门"在什么地方？在督脉的尾骨尖上，叫长强穴——长久地让你强壮的穴。你只需每天用拳头敲敲它，然后用指头点揉点揉它，就能提醒自己每天自强不息。

按照前面说的方法做，外面的风寒就侵扰不到你了，因为你的"火炉子"很旺。这就是自然的强壮之法。

每天用拳头敲长强穴，然后用指头点揉，
就能提醒自己自强不息 ↓

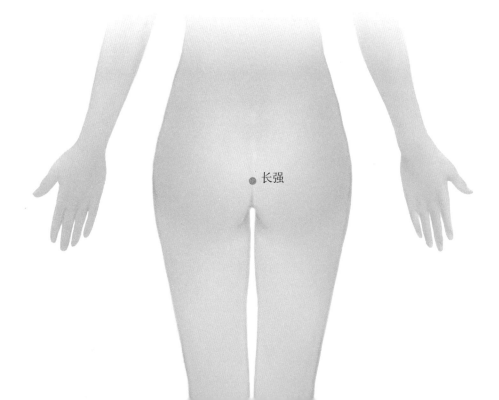

第四十七章

春夏要养人体的"树干"，秋冬要养人体的"树根"

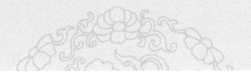

- 受寒最容易伤肾。

- 冬天的时候，心情不要过于张扬，要收敛，能量要准备足，目标要想清楚——"使志若伏若匿，若有私意，若已有得"。

- 冬天一定不要受寒，不要做流大汗的运动——"去寒就温，无泄皮肤"。

- 如果冬天不好好养，到春天就会身体发冷，软弱无力——"春为痿厥"。

1.秋冬要保养人体的"树根"

冬三月，人们应该怎么养生呢？其实《黄帝内经》里边早就告诉我们了。尽管《黄帝内经》距离现在已经有两千多年，但里边的好多方法到现在还是很实用。当然，还有一些方法随着现在生活环境的改变，也应该做一些相应的调整，不能因循守旧。

先来看看《黄帝内经》的《四气调神大论》。"四气"指的是春、夏、秋、冬。"**冬三月，此谓闭藏。水冰地坼，无扰乎阳**"。意思是冬三月整个天气是闭藏的状态，闭，封闭住了；藏，储藏起来了，不是向外发散，而是向里收敛。

如何向里收敛呢？"水冰地坼，无扰乎阳"——水冻成冰了，土冻得很结实，像一层盔甲一样，不要打扰里边的阳气。

那么，是谁在扰阳？这阳在什么地方呢？冬天的时候，阳气被封固在地底下了，外面是一片寒凉之气，冰啊、冻土啊，把寒凉之气封固在外，然而地下边却是热气腾腾的。

在冬天，我们会发现，地底下很热，地上面很冰冷。为什么会这样？因为地底下不是处于一种收敛的状态，而是生机勃勃。也就是说，冬天地底下正在长呢。地底下长的是什么？长的就是树根。因此圣人"**春夏养阳，秋冬养阴**"。"春夏养阳"养的是什么？地上部分，养的是树干，养的是生、长，让它枝繁叶茂、开花结果。"秋冬养阴"，阴是什么？地下部分，就是树根，让它蓬勃生长。

秋冬的时候是收敛的，地上很平静，但它并不是不长，表面很平静，但地下却在蓬勃地生长，蕴含着能量。长什么呢？长树根呢！《道德经》叫"**故（圣人）与万物沉浮于生长之门**"。

四季都在生长，不是到秋冬就不生长了，只是秋冬的生长是在地底下完成的，你是看不见的。所以，《道德经》说，"人法地，地法天，天法道，道法自然。"**我们只有效仿自然，才能得到天助。**

2. 受寒最容易伤肾

那么，咱们在冬天日常的饮食起居应该怎么做呢？**"早卧晚起，必待日光"。**

古人为什么早睡？因为太阳下山以后，屋里没有什么取暖设备，很冷，这时最好赶紧睡觉，别把身体里刚吃完饭得到的那点儿热量耗散出去。古人可能也吃不到那么多热量高的东西，吃点东西也就只够温饱，如果这点儿热量都用来抵御外界的风寒，就没法把能量储藏在体内，没法长肾精了——冬天是长肾精，也就是长"树根"的时候，因为肾就是人的"树根"，如果把它全用来抵御风寒，能量就没法在里面储存了。

为什么要"无扰乎阳"？实际上这正是冬季养生最关键的一句话。因为你不扰乎阳，阳气才能在里面逐渐生成，为来年春天、夏天、秋天做好准备，做好储藏。这一季的"养"得用三季，所以一定要储藏好，不能有一点点流失。

冬天要早睡晚起，早睡是什么？早早地钻到暖暖的被窝里睡觉，睡觉的时候，肾的能量就会增长起来。晚起是什么？必待日光，等到太阳出来了再出去。这时外面的寒气已经被太阳驱散了，就不需要多动用身体里的热能来抵御外边的风寒，就能把更多的精力用来保护肾精，让"树根"得以生长——古人是这个用意，但这个用意放到现在来看确实有比较大的不同。因为现在的冬天虽然外面冷，但回到家很暖和，暖气太热了，好像开点儿窗户才正合适。

因此，现代人在饮食起居方面应有所变化，而且现在吃的食物营养价值高，都讲究冬天进补，一肚子热火还需要疏散疏散。这时就没必要特别早地睡觉，甚至晚上你可以到公园遛遛弯，把体内多余的热量稍微疏散疏散，达到一个平衡的状态。

古人是不足，因此需要养；现在人们体内的热量有余，需要平衡。所以我们要吸取经典背后的深意——保住肾精，不扰乎阳，不让外面的寒气侵害身体的"树根"——肾。这样，冬天身体里的储藏就多了，来年就有力量，就有澎湃的生发之力。

3.冬天，心情不要过于张扬，要收敛

在冬天，人们的心理应该处于什么状态呢？**"使志若伏若匿，若有私意，若已有得"**。伏，潜伏起来；匿，藏起来；"若有私意"，是说心里好像有点儿什么好事，一个人偷着乐的感觉。实际上是说，在冬天，心情不要过于张扬，要有收敛。

收敛是为了什么呢？为了来年干大事，为春天储备能量，所以现在不能耗散，得静下心来好好想想来年该怎么做。所以接下来是"若已有得"，因为你的能量储藏好了，目标想清楚了，来年春天要做什么事、夏天要做什么事、秋天要做什么事，好像都已经看到了成果。

为什么敢说看到成果了？因为你现在把能量储备足了，等于把钱财储备足了，去做点儿什么事都可以去做，好像成果已经显现出来了。

4.冬天不要做流大汗的运动

《黄帝内经》究竟要强调什么呢？**"去寒就温"**——远离寒气的东西，哪儿热，就挨近点儿。

实际上就是要你储藏能量，如果你没储藏，都用来抵御风寒，老天给你的储藏能量的大好时机就被浪费了，随来随出，没有储藏，等到春天万物都复苏的时候，需要一种爆炸的力量、春发的力量，那时你就没

有这种爆发力了。因此，冬天要"**去寒就温，无泄皮肤**"。"**无泄皮肤**"
就是别流大汗，别让汗往出跑，冬天不需要流大汗排毒——夏天排毒是
正常的，冬天流大汗就把肾精损耗了。

千万不要这样做！冬天做事要与天时相对应，这就叫作养藏之道。

如果不养藏，"逆之"，比如冬天光着身子去冬泳，这么做就会"**春
为痿厥**"（痿，无力量，软弱无力；厥，寒冷），也就会伤肾。不但没储存能
量，还把好多寒冷给引进来了，因为毛孔是张开的。

这样在春天该生发的时候，体内的寒先出来，你就会先感觉身体发
冷，然后感觉没劲，因为在冬天没有积攒好能量。

你看，《黄帝内经》不长的几句话，就把冬季养生的诀窍全概括了。

5.冬天补肾的运动——蹲着走

冬天，做什么动作可以补
肾呢？

其实，冬天补肾最常用
的方法，就是蹲着走。蹲着，
本身就是一种收的感觉，走的
时候是腰和腹在使劲。

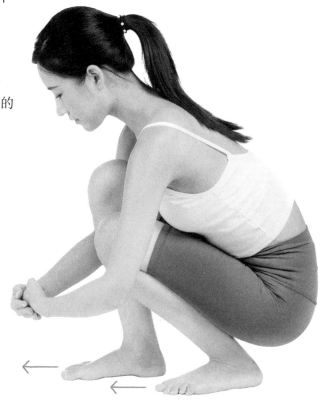

冬天补肾最常用的方法，
就是蹲着走 →

　　腰腹两边有两个补肾的大穴，一个是后面的肾俞穴，一个是前面的丹田。蹲着走，就把"树根"长起来了，坚持走一冬天，你的能量就会大长，在春天就会觉得精力非常充沛，就为来年做好了充分的准备。

　　我们要吸取《黄帝内经》告诉我们的养生之道的核心部分，因时因地随时调节，不固化，不一成不变，与时俱进，这样做才能真正达到对传统经典的正确掌握、充分理解，最终合理运用。

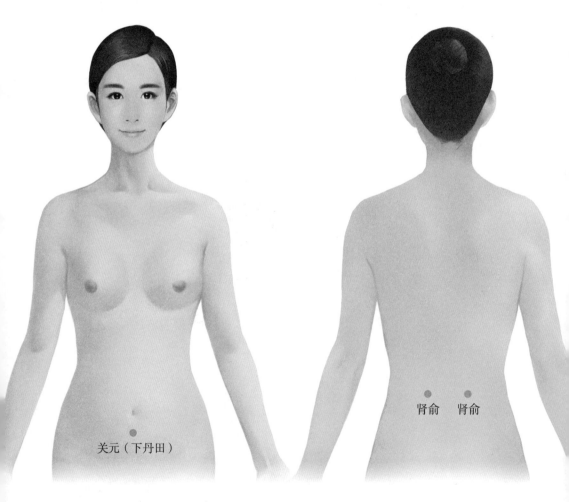

关元（下丹田）

肾俞　　肾俞

↑ 腰腹两边有两个补肾的大穴，一个是后面的肾俞穴，
　　一个是前面的丹田

图书在版编目（CIP）数据

中里巴人教你活学活用黄帝内经 / 中里巴人著 . --
南昌：江西科学技术出版社，2022.8（2023.4 重印）

ISBN 978-7-5390-8118-2

Ⅰ . ①中… Ⅱ . ①中… Ⅲ . ①《内经》- 养生（中医）
Ⅳ . ① R221

中国版本图书馆 CIP 数据核字 (2022) 第 041783 号

国际互联网（Internet）地址：http://www.jxkjcbs.com
选题序号：KX2022032   图书代码：B22014-102

监　　制 / 黄　利　万　夏
项目策划 / 设计制作 / 紫图图书ZITO®
责任编辑 / 魏栋伟
特约编辑 / 马　松　谭希彤
营销支持 / 曹莉丽

中里巴人教你活学活用黄帝内经

中里巴人 / 著

出版发行	江西科学技术出版社	
社　　址	南昌市蓼洲街 2 号附 1 号　邮编 330009	
	电话：（0791）86623491　86639342（传真）	
印　　刷	艺堂印刷（天津）有限公司	
经　　销	各地新华书店	
开　　本	710 毫米 ×1000 毫米　1/16	
印　　张	21	
字　　数	260 千字	
版　　次	2022 年 8 月第 1 版　2023 年 4 月第 2 次印刷	
书　　号	ISBN 978-7-5390-8118-2	
定　　价	69.90 元	

赣版权登字 -03-2022-56　版权所有　侵权必究
（赣科版图书凡属印装错误，可向承印厂调换）